U0336527

自我驱动心理学

RECLAIMING THE FIRE

HOW SUCCESSFUL PEOPLE OVERCOME BURNOUT

STEVEN BERGLAS

[美] 史蒂文·贝格拉斯 —— 著　　左倩 —— 译

后浪

江西人民出版社
Jiangxi People's Publishing House
全国百佳出版社

目 录

RECLAIMING
THE FIRE

第一章　这么成功，那么失落

若非遭遇人生危机，成功人士很少去咨询心理医生。实际上，即使正在经历着危机的阵痛，大部分的成功人士也不愿承认他们需要"退缩"。我的大部分客户都由第三方介绍而来，他们觉得如果再不进行一些专业的心理咨询，他们的同事、朋友或爱人的情况将变得更糟。要让一个成功人士来接受心理医生、咨询师或培训教练的辅导，你需要花费很多精力去劝说。因此，有些人会觉得我的做法很奇怪：每次遇到新病人，我首先要指出他的境遇中有两个颇有讽刺意味的事实。

　　其一，我认为没有人可以随随便便成功，每位成功人士都经历过挫折。职场精英要有克服困难的能力，在竞争中坚持自我，在变化中适应环境，在逆境中忍受煎熬。成功人士都必须努力做到以下几点：（1）学习一项新技能；（2）磨炼这些技能，以便最好地展示出自己的才华和能力；（3）抛去现有身份（比如企业家、艺术家、投资者等），创建一个同样优秀的新身份。成功人士都是征服者，当他们来见我时，我都会提醒他们这一点。我希望他们能正视自己的困境，以征服者的姿态解决问题。

其二，每个成功人士都以"危机"自欺欺人。每当遇到那些在人生中开始走下坡路的人，我都会尽力去帮助他们接受事实。我给他们看中文的词语"危机"，这个词包含了两种含义，既有"危险"，又有"机遇"。为了帮助这些成功人士自我摆脱困境，我的职责就是让他们专注于"机遇"，而不再是"危险"。

然而，要在危机中找寻机遇并非易事。不一定要把危机理解成即将到来的灾难，也可以把它看作一个转折点，一个选择点，一个改变的机会。我有一个客户很沉迷于塔罗牌，按他的说法，"死亡牌"也有着类似的两面性，意味着失去，也蕴藏着巨大的潜力。毕加索说过，"先有破坏，后有创造"。

在我们的一生中，失去总是会和机遇并存，尽管在年轻时这些可能还称不上危机。当青少年不再是未成年人时（大约就是我们开始找寻自己的存在感之时），他们可以更多地关注机遇，并为之欢呼雀跃。自由自在的成年生活终于到来了！可以开车，可以脱离亲人的保护去做一份自己觉得有价

值的工作，甚至可以去约会。不可否认的是，当某些熟悉的
事物消失时，往往会引起焦虑，但也可能有更令人兴奋的挑
战在前方等待着你。关键在于如何理解这些危机，而不是仅
仅关注它们可能带来的潜在威胁。就像鸟儿总是贪恋鸟巢的
温暖，但相比天空的辽阔，鸟巢又算得了什么呢？

对处在危机中的成功人士而言，成功的矛盾之处在于它
们表面上看起来光鲜亮丽，却让人感觉沉闷而拘束，抛弃现
状是要冒很大的风险的；当成功人士从头再来，若是达不到
预想的高度，难免会感到羞愧。但回过头想想，过着单调枯
燥生活，不能开阔眼界，不能发掘自己的潜力，这样的危
害该怎么算呢？要知道缩在乌龟壳里固然安全，代价岂容
忽视？

因此，当一些人成功度过了一段危机，再面临新的危机
时，开始向我咨询。尽管他们已经具备了成功的经验，还是
来寻求我的帮助，以便更好地应对即将到来的威胁。第一次
来见我的成功人士通常都会害怕失去、苦痛以及羞辱，这便
是"精疲力竭症"所担忧的。

精疲力竭症

"精疲力竭症"让人备感煎熬的地方在于，成功人士们发
现一段轻松的假期都无法再给自己带来心理上的放松，反而

会让他们不安。人们总说这是拜金的时代，事实上这种说法有失偏颇，诸多职场成功人士，无论男女，在勤勉工作多年之后，都有"逃离此时此地"的冲动。我见过一些事业有成的管理者，他们多年来身居高位，却迫切地希望我帮他们打开所谓的"金手铐"；有些专家学者，宁愿放弃令人羡慕的地位，也要逃离枯燥乏味的生活；一些文体领域的明星，表面上笑对台下粉丝们"再来一个"的呼声，心中却只想着赶紧说"再见"。

一个人白手起家，达到人生的巅峰后却骤然经历自由落体式溃败，终因心魔难除而选择自杀，这样的传奇人物很多，如弗雷迪·普林兹（Freddie Prinze）、文斯·弗斯特（Vince Foster）、罗伯特·麦克斯韦（Robert Maxwell）、大卫·比格尔曼（David Begelman）等。但是，他们的心理问题并非我所说的精疲力竭症。根据我 20 多年来的研究，精疲力竭症常常是由持续不断的微小琐事所引发，症状表现为成功之前的焦虑以及成功之后的倦怠，即：你努力实现了目标，并期待人生能有改善，然而结果并没有如你所愿。

相比没有达到目标，达到目标后却发现并没有带来预期的改变，这种情况更为糟糕。面对失败时你总是可以回到起点"再试一下"——这会激励你继续向前。但是面对成功，你只能问自己"事情就这样了吗？"没有第二次机会了。我们对成功寄予太高的期望，所以失望往往也很大。

　　所有创造文明的英雄人物都会去追求职业成功，不论是哈罗修·阿尔杰（Horatio Alger）笔下的人物，抑或是洛克菲勒（Rockefeller）、梅隆（Mellon）和卡内基（Carnegie），再到当今社会的名流，比如迈克尔·乔丹（Michael Jordan）、奥普拉·温弗利（Oprah Winfrey）、比尔·盖茨（Bill Gates）和史蒂夫·凯斯（Steve Case），他们来自不同的种族，性别也不一样，都已然到达职业生涯的顶峰，并且十分富有。然而，以我的经验来看，最具影响力的人物往往也最容易患上心理疾病，因梦想的破灭而造成深层的精神痛苦。

　　精疲力竭症的范围很广，尽管已经讨论了几个世纪，但人们却不愿承认它的存在。萧伯纳（George Bernard Shaw）在职业生涯伊始就和这种被轻视的感觉做斗争，因为他感觉自己被成功和认知所困惑：

　　　　我成功了，却感觉深陷泥潭。在二十多岁的时候，我有一份非常厌恶的工作，是正常人无法逃脱的那种厌恶……（最终）我摆脱了那种生活。

　　萧伯纳70多岁时，在被问及真正遵从自己内心的想法之前，生活是什么样子，他写下了上面这段话。大部分在我这里接受心理辅导或培训的职场人士都没有像萧伯纳那样"摆脱现状"。对于20多岁这个年龄来说，所谓金手铐的束缚，其压力远比其承载的家庭的责任和期望要小得多。大部分情况下，受困于精疲力竭症的职场人士早就认识到他们厌恶自己从事的工作，但除非有什么大的变动来促使他们放手，他们很难得到解脱。

但确实也有很多人——比如正在阅读本书的你——经历过和精疲力竭症类似的症状，但他们不需要求助于专业的心理医生，他们可以对生活进行自我调节。

有一名女士，我暂且叫她玛莎吧——因为她和玛莎·斯图尔特（Martha Stuart）一样，都非常谨慎而且具有与生俱来的组织才能。作为分管财务的执行副总裁，她已经在华盛顿附近的金融公司工作数年。在我的设想中，企业的管理团队在接手一个新的商业项目时应该是准备充分的，但当我遇到玛莎时，她迎接新任务的精神状态却让我大吃一惊。第一次会面后，我为她安排了后续的治疗计划，并坦言我的担忧，"你知道，我感觉你认为收购目标企业对贵司并不是一个合理的规划，"我说，"事实上，在我们交谈时，你看起来没有为企业的发展机遇感到兴奋，反而为可能面临的困难忧心忡忡，这让我很惊讶。"

玛莎的回应倒是很坦率："你说得没错，但是这和我的工作应该没有关系。刚得到这个职位时，我有梦想成真的喜悦，但这种感觉很快就消失殆尽了。我已经41岁了，女儿们都在上高中，但我却有些嫉妒她们：她们未来有无限的机遇。

当我在她们那个年龄时，我在毕业纪念册上写的心愿是成为'未来的诺贝尔奖获得者'和'慈善家'。而现在即使不算股票，我的薪水也超过了诺贝尔奖奖金的两倍了，但这并没有让我感到满足。我为什么不能做一些事让自己看起来更像一个人生赢家，而非一个平庸的职场人士呢？"

此后，玛莎和我有过几次简短的谈话，我的意见极大地影响了她后来的决定。这一年多来，我发现玛莎一直在华盛顿寻找加入一些经济研究机构的可能性（她有经济学的博士学位）。我告诉她，即便你的工作让人羡慕，你也依然摆脱不了惰性的困扰。在我的催促下，她辞去了工作。

有些人薪资优厚，心理上却得不到满足，只是惰性使然，相对来说，那些正在经历精疲力竭症的人遭受的折磨要更多一些。这类人担忧自己无法实现职业理想，或许也因此而痛苦，但他们的问题与那些工作狂们的问题只有程度上的差别。我这里给精疲力竭症患者举的都是比较极端的例子，就像汽车和啤酒品牌都喜欢用美女做广告，目的只是为了吸引人们的注意力。只有对精疲力竭症有更深层次的理解，我们才能明白玛莎虽然不情愿但仍然坚持工作多年的心理原因。我在之后的章节中提到的事例，能更好地解释冲突、疑惑、焦虑、罪恶感、敌意等是如何引起精疲力竭症的，并且简单易懂。

> 我是一个酗酒者……我曾经以为只有失败者才会酗酒。
>
> ——杰森·罗巴兹
>
> （Jason Robards，摘自政府部门的禁酒广告）

典型的精疲力竭症患者更容易出现健康问题，压力导致的心血管疾病和临床抑郁是经历职场变化的人最常见的症状。当生理上无法提供排泄压力的出口，有些人就会转而采取自我毁灭的行为。你是否也曾感到疑惑，为什么有这么多华尔街大亨被曝光参与了很多所谓的白领犯罪，比如内幕交易、性骚扰或者暴力事件等？这些"不可描述"的异常行为通常是一种无能的表现，他们宁愿维持表面上光鲜的生活，也不愿正视自己的心理问题。

大约两年前，前纽约投资银行（Keefe，Bruyette & Woods）的首席执行官詹姆斯·麦克德莫特（James McDermott），被指控进行内幕交易和证券欺诈，据传还和一位名叫玛丽莲·斯达尔（Marilyn Starr）的艳星发生了丑闻，以至于官司缠身。我能直接说麦克德莫特的行为是在求助吗？显然不能。但我可以说我大概接触过 20 多位拥有差不多地位、声名显赫的男性，这些人辉煌的职业生涯都"不可描述"地毁于这些犯罪行为给他们枯燥的日常生活带来的快感。尤其对百万富翁们来说，犯罪的金钱成本很低，但是违法的行为却能给他们单调乏味的生活带来难以置信的刺激。

有许多承受精疲力竭症折磨的人会通过自我牺牲的方式从职场中解脱出来，我发现其中大部分人都会选择酗酒，他们选择依赖这种不健康的生活方式，试图逃避厌倦已久的高薪工作。我为几十位男士和女士（这里需要匿名）治疗过酗酒的问题。前波士顿棕熊（Boston Bruins）冰球队的著名球员德里克·桑德森（Derek Sanderson）允许我在这里讲述他的故事，他从地球上收入最高的运动员（甚至超过了著名足球运动员贝利）沦落为一名寄身于穷街陋巷的酗酒者。桑德森以及其他明星，比如杰森·罗巴兹，为我的研究工作提供了一个很好的切入点。

不论是喝酒本身还是在餐厅或酒吧消磨时间，它们都能帮助我更好地理解成功是如何控制、影响甚至摧毁一个人的职业生涯的。可以说，若不是对酗酒的影响产生疑问，或许我还得不出精疲力竭症的理论。

很多成功人士都是酒鬼

多年前，那时我还没到能进入酒吧的法定年龄，在喝酒这件事上，我就上了对我影响深远的一课。那时我大约15岁，对那个年纪的男生来说，度过没有约会的周末的最好方式就是一群人聚在一起喝得大醉，以此来逃避孤独。有一天晚上，我喝了太多鸡尾酒，感觉头晕得厉害，跌跌撞撞回到家，吵

醒了父亲。父亲用严厉但不失关怀的语气忠告我:"儿子,我
希望你多做有益的事。你要知道,只有懒汉才会喝醉;只有
没有工作、无法照顾家庭的人才会喝醉。我希望你做一个成
功的、有贡献的人。听到了吗?不要做一个游手好闲的人。"

　　我永远都不会忘记我父亲那天说的话,因为我恼羞成怒,
一直在思考"只有游手好闲的人才会喝醉"这句话一定是错
的。但出于对他的爱和尊敬,我只好相信他这么说一定有
他的道理,只是我不敢苟同,因为据我自己观察,那些并非
"游手好闲"的人也经常会喝得酩酊大醉。在正式决定要研究
成功人士酗酒的诱因以前,我遇到了两个更极端的例子,令
我更加相信职业成功和酗酒之间有着一种奇怪的关系。第一
个例子发生在长岛附近举办的婚礼和犹太成人礼上。

　　如果你们对长岛南岸的奢侈生活还没什么概念的话,我
就来描述一下上流社会的聚会场景:除了为成年人准备的六
道菜的晚餐和无限畅饮的酒水,犹太成人礼还为未成年人及
他们的朋友准备了很多其他娱乐项目,比如弹球机、摇滚乐
队、卡通人物、小丑和魔术师。有些甚至还会请肚皮舞演员。
婚礼则更加夸张:桌子中间一般都摆着两打长茎玫瑰,多支
乐队或管弦乐队的演出是家常便饭,一如新人夫妇和家人频
繁的换装。现场有摄像师和摄影师同时拍摄,听起来很奇怪,
他们还请了素描画师和占卜师。

　　没花多长时间我就得出结论,参加这些纵酒狂欢盛宴的

人并不是所谓"游手好闲者"，夸张点说，有很多还是社区的精英人士。而他们庆祝此类事情的方式就是喝醉。这五年来，我因为职业关系去过不少次高档酒会，看过不下十几次西装革履的男人们互相斗殴的场面，也见过很多次衣着光鲜的夫妇当众大吵大闹。我曾定期与一些酗酒者交谈，但直到就读研究生时才意识到，这些人与我谈话的内容，形成了我关于成功者偏爱物质滥用理论的基础。

濒临崩溃的模特

当我从大学毕业，结束了酒吧打工生涯后，我在哥伦比亚大学开始了心理学的研究生生活。像大多数漂泊在纽约的学子一样，我欣然接纳了这个地球上最棒的城市所给我的一切资源，包括随时随地参加派对的机会。我的一个朋友当时正在与一个模特约会，她有十分可观的收入可供挥霍，他们常邀请我在格拉姆西公园附近的意大利餐厅共进晚餐，我在学生时代少有这种体验。不久以后，这些聚会中的熟面孔——大部分都是和我朋友的女朋友一起工作的——都开始向我袒露心声，如同弗雷泽·克莱恩医生的深夜感情节目一般。很快我就成了纽约大多数名人的知己和顾问。

1972 年 12 月，我成了一名业余的精神病医生，这次我切身体验了每个心理医师都熟知的内容：12 月是一个非常压抑的月份，这其中有很多原因，大部分来自圣诞节家庭团聚带来的心理紧张和压力。这时心理咨询中心的急诊量暴增，心理医生会比一年中的其他时候开出更多抗抑郁的处方。尽管我已习惯有模特"客户"在嗑药过量或喝醉后来找我谈话，但有一次圣诞节前夕发生的事却令我措手不及。

那是在一次聚会上，有一位女士向我走来，看起来像处在精神完全崩溃的边缘。我第一反应就是她喝多了，或者是处于要回家和家人共度圣诞的恐惧中。她刚想在我身边坐下，就摔倒在了地上。我把她扶到椅子上，她又猛地跌落到地上，双腿交叉，嘴里一直念念有词。当我终于把她唤醒时，她却一直对我骂粗话，絮絮叨叨地说着她的绝望。

虽然我之前从未见过这位女士，但我知道她是当时纽约最富有的模特之一。她的财富、美丽的容貌、天生的资质毋庸赘言，但是当时她整个人看上去意志消沉。为了解决心理问题，她选择了"药物滥用"，并且服用的是催眠镇静的安眠药，外界通常称之为安眠酮。安眠酮曾经是医生用来减轻焦虑或治疗失眠的药物，由于药物滥用问题，如今已经被列入了禁药名单。

在那个黑暗的傍晚过去后，随着药物作用的褪去，这位女士也变得愈发健谈。她急切地想与我分享她的人生经历，在她的鼓励下，我问了她几个现在看起来很天真的问题，"我不懂，"我说，"你已经有了这个世界能够给予你的巨额财富。

你赚了很多钱。你的名字出现在每个活动和晚宴的首席嘉宾名单上。男人都为你倾倒。然而你却在毁掉自己的生活，这是何必呢？"

"何必呢，"她非常生气，"你刚才说的都是废话。你所看到的全都是表象，我的美貌是出生时的一场意外，也是你现在跟我说话的原因。你会对一个外表丑陋的女人特别关注吗？你对我所拥有的一切印象深刻，但你了解我吗？你会透过我的外表看到我的内心吗？你和其他人可以建立感情关系，而每个人都把我当一件"物体"看待。我的外表决定了人们怎么看待我。问题在于我想要一个不一样的生活，却没有勇气划破我的脸！"

自我设限的行为

圣诞假期过后不久，我离开了纽约的哥伦比亚大学，前往杜克大学学习，但我的职业方向早已在纽约确定了。我了解到有相当高比例的处于事业巅峰的成功人士——这里成功被定义为拥有巨额物质财富——都有嗑药或饮酒过量所带来的精神健康和情绪控制问题。为什么这些已经到达金字塔顶端的成功人士还会做出这些行为，不怕毁掉自己的职业生涯吗？为什么那么多人不惜一切为名利奋斗，到头来却怨恨他们所成就的一切？

　　当我想到在长岛所看到的人和事，以及我与那位服用安眠酮模特的相遇，我注意到他们对自己的成功更加消极。模特们认为自己的成功得来太容易。但其实不是这样的——时装模特要忍受繁重的工作，并且每次都要以不知疲倦的姿态出场——业内顶尖的模特还要"享受"经纪人、合约商以及多年的合同带来的压力。

　　我忽然想到，就像我在婚礼和成人礼上遇到的人一样，大部分滥用药品或酒精或为此而争论的人年龄都较大：那些令我震惊的事情所涉及的人士没有一位是小于 30 岁的。我认为，在被动获取成功和通过酒精及毒品来释放压力之间存在着某种联系。

　　随着我多年来一直在质疑"只有游手好闲的人才会喝醉"这个理论，我领悟到：通过滥用物质或兴奋剂释放压力可能是有意义的。再回想那位模特，我意识到她想要的不过是"逃离"因为外表出众而被固定的人设。

　　这位伤感的模特与那些登上杂志封面的女明星或者在巴黎时装周走秀的模特不同，她已经无法站立，更不用说要摆姿势拍照。在安眠药的影响下，我所见（所闻）她想要表达的都是"我不行了……但是我是因为这个药才不行的"，她在人生最大的赌注上押上了这种控制精神和思维的药。

　　每当想到这位模特，我都会想起一部名为《菲利普·威尔森》（*Flip Wilson*）的喜剧，这部剧集曾经非常受欢迎，拥有很多粉丝。实际上，是威尔森的著名台词"魔鬼让我去做的这一切"引起了我的注意（出自他所扮演的角色杰拉尔丁之口）。杰拉尔丁是威尔森的另一种负面人格，总是说垃圾话，做那些"好的"菲利普·威尔森不会做的事。模特纵然没有杰拉尔丁的台词，但是安眠酮却给了她"魔鬼让我去做的这一切"的自由来放任自己的生活，虚伪地面对那些阿谀奉承者。

我通过思考得出了自我设限理论。我逐渐看清了位于职场金字塔顶层的精英所面临的最大问题：受人瞩目以及不得不戴上面具生活所产生的巨大压力，这个问题在成功之前并不存在。

大部分人都是成功的牺牲者，也愿意为超过他们能力或理解范围的事做出牺牲。这位滥用药物的模特正是这种困境的典型：一方面，她深知自己外表出色；另一方面，她却无法理解为什么世间这些需要通过竞争、人品或者个人魅力争取到的回报，到了她这里，用她自己的话说，是因为"出生时的一场意外"。

最终我得出两个结论：（1）没有通过有意识的、经过训练的或者目标明确的行为而获得的成功（比如继承遗产或者天生美貌）通常会带来一定的心理负担；（2）由于缺乏目标明确的动机，人们总是担心自己无法维持这个水准，并竭尽全力避免掉入尴尬境地，除非他们找到什么借口来推卸责任。我的自我设限理论具体地解释了人们为什么以及如何感到需要保护自己，尤其当压力来源于美丽但却脆弱或容易被误解的外表的时候。

从最基本的来说，自我设限理论表明了一种有策略的自我表现形式——将自己最好的一面展现于人前——但矛盾的是，这也提高了别人的期待值。自我设限的人容易紧张，生怕自己的行为让别人失望。他们还会借助外部事物（酒精、毒品、手铐和铁链等）来抑制自己的表现或阻碍理性思考。一旦受到这些事物的影响，自我设限者就找到了失败的借口。

实验室里的非偶然性成功

鉴于人们总是不遗余力地逃离不合理的期许，我开始在实验室中研究"出生时的一场意外"对纽约模特们的影响。我在杜克大学做了一系列的实验，招募了一些大学生，在他们面前摆上了两种可能会影响智力的药物。我告诉他们，为了明确药物的副作用，他们要在吃下一种药物后进行相应的智商测试。这两种药一种是据称能提高智力，另一种具有类似酒精的作用可能会影响智力。服下两种药物的人，将分别与没有服药的人共同进行测试，以确定药物是否确实产生了作用。实际上，我的目标是判断这种非偶然性成功——即那位模特所经历的成功——是否能在实验室实现，并应用于普通的实验者身上。

偶然性（能力驱使的）和非偶然性成功建立在两种类似但实则不同的测试结果上。其实所有的试题都是相同类型的（与 SAT 考试的语言和分析能力测试基本相同），试卷分为两种，一种是 80% 的简单题目及 20% 的困难题目，另一种则是 20% 的简单题目及 80% 的困难题目。无论做的是哪种，实验者在未服药测试之后都收到了相同的回复："祝贺你，你在杜克大学的学生中拿到了最高分。"结果，在偶然性成功条件下的这一半实验者都对收到的反馈欣喜若狂。而在非偶然性成功条件组的学生就比较失落。他们会怀疑自己是否真的有能力复制自己的成功，因为这是在不可控因素下完成的。

得知自己第一次测试的成绩很不错之后，实验者紧接着就要选择一种促进或影响智力的药，由此可以看出实验者自我设限的倾向。跟预想的一样，大约 67% 的男性在得到非偶然性成功的反馈后选择了抑制表现的药，而得到偶然性成功的反馈的男性只有不到 20% 的人选了这种药。在我之前的几十项研究中，女性从未表现出有自我设限的倾向，这让我的研究拓展了新的方向。尽管现在大家都认为，自我设限理论讲的是"看起来没有明显经济或人际关系问题的成功人士，如果他们认为过往的成功都源于非能力因素，则会导致一定的酗酒风险"，但是女性的表现显然和男性的差异较大。在第五章中我们会详细解读这部分内容，以及对成功的期望所表现出的所谓性别差异。

忍受成功折磨的超级巨星

完成上述实验后不久，我便前往哈佛医学院读博士后，开始了心理诊疗的实习。我的一位医生导师对我那位因为成功而酗酒的模特的案例很感兴趣，并开始介绍一些类似情况的 VIP 病人给我。不久以后，我所面对的几乎都是事业有成的病人，但都有一个共同的症状——成功不但没有使他们远离心理问题，反而还加剧了负面情绪的恶化。我很快就决定，是时候对这种和成功有关，或者说由成功引起的心理疾病做一个调查研究了。

乐队中的男孩

在我对由成功引发的心理问题的研究中，有一件事对我理论的突破起到了很大的帮助，事情源于一支洛杉矶当地的摇滚乐队聘请我帮他们解决可卡因滥用问题。我很快就弄明白了，乐队中每个人都在用可卡因进行自我设限。他们悲叹的不是"没有人像爱别人一样爱我们"，也不是"我们害怕达不到歌迷对我们的期望"，而是正好相反，他们抑郁的点在于（据鼓手说）"我们可以上台，随便乱唱，哪怕一边走调一边唱'玛丽有只小羊羔'这样的歌，唱完就走，台下的歌迷还是会为之疯狂。对我们来说这就失去了乐趣。连那些'骨肉

皮 ①' 都不会在意她们是跟我们中的哪一个发生关系，她们想跟别人吹嘘的不过是我们的'名字'。"

尽管从专业层面来说，这个团体的成功是有意为之的，他们经过了无数次的表演，但他们自己可能感觉不到，因为这和他们工作的质量无关。引起他们心理不适的原因是他们已经到达了职业的顶峰，而环顾四周，都是失败者，这会导致严重的倦怠心理。在第二次会面的时候，我问乐队领唱："你历经了千辛万苦达到了自己的目标，而现在只能问一句，'就这样了，'对吗？"他回应道，"医生，如果你可以治好我们，你都能加入我们乐队了。"

实际上我没能帮助这支乐队解决沮丧的情绪，但我给他们提了一些建议，帮助他们重整旗鼓。在我帮助他们的同时，他们其实也给了我很大帮助，让我意识到，已经获得成功并趋于平稳的职业生涯会引发抑郁和消沉的蔓延，更极端的甚至包括自残行为。

不久后，迈克尔·乔丹在带领芝加哥公牛队取得了 NBA 三连冠之后宣布退役，震惊了整个体坛。当我看到乔丹所做的决定时，我脑海中关于成功引发的心理问题的设想又有所扩展。

---

① 骨肉皮，Groupie，是一群追求和明星（可以是影星、歌星、作家等）发生关系（大多数情况下是肉体，少数情况为精神上的）的人（一般为追星族）的总称。

迈克尔·乔丹的精疲力竭症

在加入芝加哥公牛队的初期，成为超级巨星之前，迈克尔·乔丹在打季前赛（不太重要的比赛）时受伤了。为了不失去他们的"招牌"球员，公牛的管理层决定不让乔丹继续打季前赛了。这件事让乔丹很愤怒，于是他争取到了合同条款，可以完全掌控自己是否上场以及出场时间。

1993 年秋天，即便自己对篮球还有着近乎疯狂的热爱，乔丹还是从职业篮坛退役了。他坚持说，退役完全是出于个人意愿，自己还没有从父亲年前被谋杀的悲痛中走出来。但是媒体都质疑这个说法。外界普遍认为乔丹其实有着赌博的问题，而联盟要求他光荣"退役"，否则就要对他进行调查和强制戒赌。尽管这个说法不无道理，但我还是认为乔丹这个不可言喻的行为有着更深层次的原因：迈克尔·乔丹深爱职业篮球，他退出职业篮坛是因为精疲力竭症。

我将精疲力竭症定义为一种心理疾病，即当一个有竞争力的人在职业领域已经成功或即将成功之时，会经历一段很长时间的不安、压抑、沮丧或者抑郁的心理状态。造成这一现象的原因是，他认为自己受限于工作或职业生涯，并且无从逃脱，也无法得到心理上的满足。由于他们的不适和焦虑，受精疲力竭症折磨的人通常都会有心理学家称之为闹情绪或逃避现实的行为，如物质滥用、抛弃家庭或职业，甚至出现自残行为。虽然精疲力竭症通常影响的都是中年人，但如果更年轻或年长的人取得巨大成功，也很容易受此折磨。

精疲力竭症很容易和现代心理学课本中所提到的职业倦怠区别开来。普通的职业倦怠在军队中更为常见，通常被称为战争疲劳症。其特点是无力感和无用感，通常还伴随愤怒和对他人的蔑视：对必须遵从指令（不能反抗）的愤怒，对自己努力帮助但实际并不真正关心的人表现出蔑视（社会服务业中也存在类似的情况）。

军队是这样处理这种反社会的疲劳症状的：通过给予作战中的部队最完善的集体后勤保障，让他们尽可能地得到休息和放松。如果能让士兵们感觉到被他人赏识并得到战友们的支持，就会鼓舞他们的士气，帮助他们认清战争的缘由，让他们觉得用自己的生命去冒险是值得的。

精疲力竭症也是这样吗？并不尽然。精疲力竭症患者感受不到别人对其情感上的支持，并非是因为人们疏远他们。实际正相反，他们觉得自己被别人侵占了，说得更极端一点，别人把他们当成工具，命令他们实现其愿望或者维持以前的成功水平。

这听起来可能有点奇怪，我认为迈克尔·乔丹患上精疲力竭症的原因在于，他的成功剥夺了他所需要的精神支持，而这种精神支持是他作为职业球员年复一年在场上拼搏的动力。其实乔丹也没有责怪任何人。如果你分析任何一位明星的生活情况，显而易见同时又很矛盾的是，过去的成就并不能保护他们的自尊心。实际上，当一个人知道在成功之后他会失去一些东西（地位、赞扬等），那么他对自己能力的评价要比当他还是新手时更危险。

成功人士受制于越来越严重的自尊心威胁，这是有逻辑可寻的：除非一个人展现出他的竞争力，否则别人也不会对他的作为有所期待。一旦达到了一定的职业水平，这个"水平"也就成了别人评判他表现的基准。如果原本的期望过低，可以适当提高，但如果原本的期望过高，却很难往下调整。

这种矛盾的情况在职场中非常多见。看到别人的工作没有达到自己的期望值，我们会感到很不耐烦，因为这个期望值是我们基于一个人之前的"最佳表现"而定的，并且我们知道"尽全力的话对方是可以做到的"。在一个团体中，人们对你的期望取决于你上一次的成就，这个观念在心理学上也说得通。过往的成功经历会提升外界施加在行为人身上的期望值，即人们期望你达到或超过他过去的成绩。实际上，仅仅为了维持自己所创造的标准，一个成功的人就必须不断进步，否则就会被人指指点点。

对迈克尔·乔丹来说，在带领公牛取得三连冠后，如果接下来没能夺冠，那他会失去很多。所有人，包括乔丹自己，都期待他再创佳绩——如果他在三连冠后继续与公牛签约，就要去赢得"四连冠"。事实上，他面对的现实是，失败将比再次成功更引人注目，无论得到总冠军有多困难。

　　在三连冠之后，乔丹已经获得了很高的成就，如果此时失败就意味着全面的溃败；除非达到或超越自己所创造的成绩，他已经无法得到更多心理上的回报，所以乔丹的退役决定可以说是他调整职业生涯的一步棋。如果乔丹当时没有退役，他可能会承受超乎寻常的心理压力，对自尊心造成伤害。无论过早的退役给他带来什么样的心理压力，与达不到自己期望的恐惧相比，一定会小得多。

压力的两种表现

　　我认为折磨迈克尔·乔丹的最后一个问题是，当他展望一个四连冠的赛季时，他已经很难再将篮球看作一种体育比赛。篮球不再是学生时代的游戏，已经成了一项单调的工作。心理学家认为，人们在这种重复的工作中感受不到良性压力，即来自刺激性的环境或挑战的"好的压力"。

　　良性压力——和人们普遍所熟知的压力相反——对生理和心理健康都十分重要。大脑需要来自外部积极信号的刺激，否则就会在梦境中、想象中，甚至是幻觉中创造自己的刺激。在熟悉的环境中做驾轻就熟的事，会阻止这种刺激以及良性压力的生成，效果就如同用眼罩或耳塞遮蔽感官刺激。如果你是个高尔夫球手，想象一下你终身只打一个洞。这种感觉相比泰格·伍兹在圆石滩要打进第 18 个洞才能拿到冠军的挑战来说，更像西西弗斯永远推着巨石的痛苦。

为成功而进行的奋斗体现了体育精神的精髓，但保持成功就会变成纯粹而单调的工作。为成功而奋斗的人都有机会重新肯定自我价值，但已经成功的人就不会有这种回报。当你为成功而奋斗时，你会觉得充满活力，有警觉性，并且心态积极，因为你可以看到自己为一个团体或企业添砖加瓦，帮助其实现潜能。相反地，如果你已经在企业中取得了成功，那你可能会觉得疲倦或者压抑，"我工作和生活的目的是什么？我难道要像雇佣兵一样只知道赚钱吗？"对于一个已经处于世界顶峰的人来说，这也是为何成功会让人感到局限的外部原因中最主要的一个。

有些人羡慕成功人士所取得的成就，殊不知成功也意味着结束，现实一点说，也可以称之为失去——失去挑战、目标以及动力。大部分以达到目标为动力的人会告诉你，追逐目标的过程——现在很多人也叫狩猎——才能真正将激情带入你的工作当中。一旦目标达成了，很多之前还热情高涨的职业人都会为漫无目标或无精打采而痛苦，因为他们试图找到一个可以追求的目标但眼前却没有。

迈克尔·乔丹的"痊愈"

很多人都知道，乔丹在退役后度过了一段不太成功的职业棒球生涯，18 个月后，他重返篮坛。在他回归 NBA 的前半个赛季里，乔丹并不是核心球员。但在后半赛季中，他又恢复了状态，准备带领芝加哥公牛向另一个三连冠发起冲击。我相信乔丹是有能力让自己重新充满动力的，并且最终也达到了自己和世界的期望值，因为他治愈了自己的精疲力竭症。

当他重返职业篮坛时，球技生疏，身材走样，外界对他的期望值出乎意料的低。但是他在过渡期中的懒惰，却也成了保护自尊心最好的条件。你可以看到，从过渡期回归的乔丹只要打得跟以前差不多好，对他能力的非议就会减少。表现好了人们就会称赞道"看，他克服了困难又回来了"，而不是"这才是迈克尔·乔丹"。

尽管降低的期望值给乔丹卸下了重担——他不用再去担心有没有达到自己曾经的职业高度，因为人们已经不会再去在意这些——但这只是造成乔丹精疲力竭症的其中一个原因。此外，他还需唤醒自己取得成绩的热情。乔丹如何才能把正向压力重新带到比赛中去，而不再感到乏味无聊呢？可以采用一种不用服药的自我设限策略。

乔丹也是凡人，离开 NBA 赛场一年多的时间里，状态必然会下滑。受限于身体条件的下降，他不再具有超人的技术。

乔丹的"状态平平"不但没有给他在赛场上造成困扰，恰恰相反，篮球又变得有意思起来，当他打篮球的时候他能够增强自尊心，因为他要去克服障碍，达到目标。

总的来说，乔丹第一次从篮坛退役完成了两个心理学上的目标：既降低了外界对其的期望值，也提升了自我挑战的动力。由此可见，当对自己过往的经历感到压抑的时候，需要找一个新目标，对我们这些没有迈克尔·乔丹般过人天赋的普通人来说，会更容易一些。

重燃斗志：普罗米修斯的传奇

在希腊神话中，普罗米修斯是泰坦族的后代，这一族早在人类出现之前就居住在地球上。当奥林匹斯山神与泰坦族发生战争时，普罗米修斯却站在宙斯（宙斯想成为众神的首领）这边，帮助奥林匹斯居民获得胜利。战争胜利之后，宙斯给了普罗米修斯和他的兄弟创造生灵的任务——即补充在战争中不幸死亡的动物和人类。在给生物赋予生存能力时，普罗米修斯想确保人类比其他动物的地位都要高。他认为，如果人类能得到奥林匹斯山的圣火，就能拥有生存和统治的能力。

根据传统，宙斯拒绝了，并表示"圣火只能给神使用"。普罗米修斯无法眼睁睁看着自己创造的人类在寒冷中瑟瑟发抖、吃生的食物，便决定从神的手中盗取圣火并将其带到人间。这个举动不仅违反了宙斯的命令，更过分的是，圣火不但帮助人类在地球上取得了统治权，还带来了创造力和生产力。宙斯最不愿看到的事情也发生了，人间诞生了文化和文明。

作为对违抗命令的惩罚，普罗米修斯被用铁链拴在高加索山脉的山顶上，他在那里不仅孤独无援，还要面对宙斯永无止境的处罚：每天都会派一只老鹰来撕开他的皮肉，啄食他的肝脏。

那么我们该怎么理解普罗米修斯偷盗火种的行为呢？它是一个劝诫你不要反抗神明的故事吗？是一种只有牺牲才能得到幸福的悲观看法吗？是警告你神明可以为所欲为吗？我相信这只是一个普通的故事，描写了一个理想化的希腊神祇给了人类至关重要的东西——火——来帮助我们实现自我期待。

我将普罗米修斯带给人类的火种视作人类心理发展和自力更生所需的能量。普罗米修斯的行为激怒了宙斯并不奇怪：它给我们带来了创造力。火将人类从机械的生物变成了有思想的人体，这大大超出了宙斯原先给人类的设定。在火的帮助下，人类完成了很多事。这里我要辩解一下，不愿意接受现状的普罗米修斯，是反抗和雄心的原型。在奥林匹斯众神中，他就像一个不合拍的鼓手，而且还建立了管弦乐队，给了他们自由表演的舞台。

　　所有的追梦者在第一次梦想成功时都跟普罗米修斯一样。不论在实验室还是硅谷的车库里，他们都有着普罗米修斯之心，相信自己能有更好的作为。威尔玛·鲁道夫（Wilma Rudolph）也有这样的雄心，尽管天生残疾，她却梦想着能比其他女性跑得更快。查克·耶格尔（Chuck Yeager）也是如此，他突破了音障。既然如此，那为什么希腊神话要将普罗米修斯设定成因为反抗现状和放眼未来而遭受折磨呢？马库斯·奥里欧斯（Marcus Aurelius）曾说过："要对甚至是最小的成功感到满意，要想到即使这样的结果也不容易。"普罗米修斯的罪过在于他没有完成小小的成功吗？他像伊卡洛斯那样，背负着不能飞得离太阳太近的诅咒吗？是骄傲自大导致普罗米修斯遭受囚禁与折磨吗？

　　上面所说的都对，而且不仅如此。《自我驱动心理学》讲的是生活中的"普罗米修斯"，虽然取得了成功，最终却也被拴在了职业生涯的悬崖之上。本书用我在实验室的研究和临床案例来阐述精疲力竭症的症状，并将解释，为何在达到一定职业高度后，人们容易在心理上陷入困境，这个困境耗尽了他们的主要能量——火，他们需要从工作中寻找快乐。

　　尽管我用普罗米修斯的命运和精疲力竭症做了类比，但切忌将这两者混淆。遭受精疲力竭症痛苦的人并不介意将自己置于不利境地。相反地，很多当代的"普罗米修斯"们因为种种"正确"的原因被他们的职业困扰：社会的认可，为家庭付出的渴望，对坚持职业道路的信仰。其他的人则沦为了追求目标的牺牲者，因为成功之后会源源不断地产生对更多成功的追求。

除了向读者们介绍精疲力竭症的成因和治疗方法外，《自我驱动心理学》会帮助你理解身边的普罗米修斯，以他人为鉴，告诉你如何预防那些成功人士遭受的巨大痛苦。萧伯纳当年也聪明地在职业生涯中逃过一劫，否则也可能被命运扼住咽喉，他曾经说过，"生活在这个世界上的人都要去寻找他们想要的环境，如果他们没有找到，那就自己去创造"。

我写《自我驱动心理学》意在帮助人们避免因追求成功而导致的心理问题。这里我会详细说明由成功引发的一系列问题以及如何避免或治愈它们。然而，有时仍然可能被成功周围的其他事物影响，本书也会讲到这个问题。

约翰·史坦贝克（John Steinbeck）写道："如果只想赚钱的话，这很容易。但是人们想要的不止金钱，他们总是想要奢华、爱以及别人的仰慕。"这也是我从那些成功人士身上所感受到的，他们酗酒、嗑药，或者在职业巅峰抛弃自己的工作。让我来告诉你史坦贝克说得有多么正确，规划好职业生涯，只要你愿意，就一定有机会得到他人和社会的认可。

RECLAIMING THE FIRE

第二章　缺乏斗志是一种心理病

世界上只有两种悲剧。一种是得不到想要的，一种是得到了它。

——奥斯卡·王尔德

成功最难的地方在于你需要一直保持成功。

——欧文·柏林

成功是什么？大部分人看到这两个字的时候就宣称自己知道答案，但对于这个词语的内涵却知之甚少。我在 1986 年出版过一本书，其中用了两个章节来解释成功的定义，我不确定是否讲清了这些美国梦所传达的细小概念。在此过程中，我主要担忧的是如何区分成功人士和仅仅是很有钱的人。

因为稳定职业（如做学术研究）的风险要比其他职业

（比如证券投资）小很多，比如，如果说一位年薪百万美元的投资者要比一位年薪 20 万美元的世界知名的历史学家成功得多，显然不合情理。根据我在 1986 年的推论，作为一名成功人士，需要同时取得物质回报和社会地位。如果你干出了一番事业，在某个领域内做到名列前茅，并受到同行们的认可，那你就是成功的。

善于观察的人一定已经发现，我这个定义并不完整。当我构建这个理论时，美国正在流行雅痞风，《决胜时空战区》（*Masters of the Universe*）备受推崇，里根经济学让人们相信每个车库里都会有一辆奔驰，每个人的手腕上都会戴上一块劳力士。尽管经济的快速增长注定会继续，但美国人的态度却在逐渐转变。如今人们都在想方设法赚更多的钱，而不再像以前那样享受金钱所带来的乐趣。显然，不论社会大众对于成功的定义或其作用持什么看法，这些现象都亟需改变。

在密歇根大学组织的一次调查中，参与调查者被问到希望由什么来改变他们的生活，最普遍的回答是"更多钱"。研究表明，尽管美国人均税后收入比 1960 ～ 1990 年间的人均税后收入至少翻了一倍，而认为自己"非常幸福"的比例却基本不变，维持在总人口的 30% 左右。除此之外，还有研究发现，美国最富裕的人中幸福感超过普通人的极少。

不幸的是，这个数据只有少数研究人员知道，而全国上下为人所熟知的都是"成功 = 物质""财富 = 幸福"这样的等式。美国人坚信在竞争中取得第一名是有内在价值的。我们处在一个消费者的时代，更重视物质累积和自我价值之间的关系。有人认为，"谁去世时拥有最多的财富，谁就赢了"就是典型美国式成功的定义。而其他人也忙着用物质证明自己属于哪个阶层。

美国人很在意"最好的"和"最差的"这些榜单，比如《财富》500 强、《福布斯》400 富豪榜等，甚至是时尚设计师布莱克威尔的最糟糕着装榜。但是要说到美国人普遍认同的成功的基本定义，我们要来回顾一下橄榄球教练文斯·隆巴迪（Vince Lombardi）所说的，"胜利不代表一切，但它是唯一的。"我们在潜意识里认为，除了财富，胜利者还可以收获来自他人的赞赏，令自己的心理得到满足。

然而，这些成功的定义，却无法解释本书最大的问题：成功与快乐之间的关系——或者更准确地说，假设它们之间存在关联。对大部分美国人来说，成功更像是一种终结。就像克里斯托弗·拉什指出的那样，成功能慢慢灌输自我肯定的感觉。因此，我们有必要用运筹学术语来定义成功，即成功包括物质回报和显赫的职位，还包括自我形象在其中起到的传说中的效果。研究表明，尽管地位提升和物质回报能给予人们更好的生活，但这并不是必然的。实际上，成功带来的感觉绝不是向往成功的人所期待的感觉。

弗洛伊德曾经治疗过一些实现了长期以来追求的目标而

患病的病人。他们的症状让弗洛伊德感到震惊，因为之前他的心理分析理论都是建立在"心理出现问题是由于原始欲望（性、进取心等）没有满足而导致"的基础上。他写道：

> 作为一名心理学家，当我发现有些人的心理出现问题，是由于深埋已久的愿望成真，这确实令我很吃惊，也很困惑。他们看起来似乎无法承受这般快乐，毫无疑问，这种成就和他们的心理问题是有因果关系的。

成功抑郁症

拉什的观察表明，美国人坚信成功会导致自尊心和自我肯定的满足。马克·伦奇（Mark Lenzi）在 1992 年巴塞罗那奥运会上获得了三米跳板的金牌，他认为自己获得了成功。根据媒体报道，伦奇相信获得金牌会让他一生都得到社会的关注，给商品代言，做励志演讲，参加慈善高尔夫赛等。恰恰相反，他发现自己躺在密歇根安阿伯家里的床上终日抽泣。"它像一堵砖墙撞上了我"，他说道。这里的"它"指的是一种由成功引起的抑郁，运动员称之为奥林匹克抑郁症。

运动员通常对取得优异成绩后的人生满怀期待，而现实却常常达不到预期，由此便产生了奥林匹克抑郁症。所有职业运动员都有可能患上这种病症，那些已经达到自己职业目标的运动员更是深受其害。为什么这些职业生涯中对竞争和排名早已习以为常的运动员，面对成功抑郁症会如此不堪一击呢？因为他们内心都有一个声音在说，"一旦我取得了 X，我的生活就会一帆风顺。"但当他们取得了 X 之后，却发现也不过如是。

在最高法院法官小奥利弗·温德尔·霍尔姆斯（Oliver Wendell Holmes）90 岁生日时，他在一个广播节目中讲述了他对于如何避免伦奇这类抑郁症（尚无心理学上的命名）的看法：

在比赛中，参赛者不会在到达终点时就马上停下，在完全静止前还有一段缓冲的过程。人生也是如此，在这段时间里可以听听朋友的意见，告诉自己："我的任务已经完成了。"但每当这么说时，总会有一个回应："比赛结束了，但你的工作还没有结束。"这段缓冲过程不仅仅是为了停下来休息。只要你还活着，工作是不会停止的。因为生命在于运动，这就是生命的全部。

根据调查研究和霍尔姆斯法官的说法，达到目标不但无法确保人们取得心理满足感，还很有可能成为心理痛苦的根源。每个征程的终点，无论是普通比赛还是奥运会，都意味着结束。每一个曾经渴望达到目标的人都会告诉你，在成功后却无法找到人生存在意义的时候，感觉就像身体中的某个部分死去了一样。为了验证这种观点，可以思考以下一至二个问题：

1. 我要为安可（Encore 的音译，意指演唱会结束后的返场表演——编者注）做些什么？
2. 我接下来做什么？

第一个问题通常会引起我所说的安可焦虑——即对可能无法达到别人期望值的恐惧。第二个问题也会引起抑郁，它意味着现在已经无路可走。我们先来看看那些没有像霍尔姆斯法官建议的那样为未来做好准备的人，遭受了怎样的痛苦。

从名人到无名小卒

设想一下马克·伦奇在 1992 年奥运会来临前的一天的生活。以我治疗那些患有成功抑郁症的职业运动员的经验，我很确定在奥运会到来前的几周或是几个月，伦奇一直在坚持日常训练来保证身体状态，反复地练习跳水，接受教练永无止境的点评。在一天的枯燥训练结束后，伦奇感到充分运动后的爽快，此时身体释放了一种名为内啡肽的物质到血液系统中，这是天然的镇静剂。这种现象被称为愉悦感，因为它和嗑药产生的感觉很像，由于它是人体自然分泌的，这种愉快的感觉会让人特别轻松。

让我们快进到伦奇最重要的一天：他的身体释放了很多肾上腺素（人体自然分泌的肾上腺素），让心跳非常有力。但又因为他是一名训练有素的运动员——心理和生理一样强大——他知道自己加快的心跳代表着进入状态，而非焦虑。然而，尽管无论如何稳定情绪，他还是觉得忐忑不安。他仿佛看见自己完成了一个完美无瑕的向前屈体三周半的动作，但同时，他还必须克服压水花失误的恐惧——在接触水面时溅起的水花要尽可能小。接着这一刻来临了：伦奇"实现"了这一跳，并且赢得了金牌。他在国际的运动场上战胜了一众竞争者和内心的焦虑，从而拿到了完美的 10 分。这样的成就无疑让他倍感骄傲。

为了理解伦奇奥运会后的生活发生了什么，我们需要对比一下他在比赛前所承受的高强度精神刺激以及在回家后几近平淡的生活。为了奥运会所做的训练让伦奇的自尊心得到满足（来自于提高自己的技术），有目的地去行动（增加了个人自豪感和爱国情怀），也增加了愉悦感。而回家之后呢？没有机会去满足自尊心了（奥运会没有什么白金奖牌，也没有什么镶钻奖牌），没有枯燥的训练，也就没有了身体的愉悦感，并且拿到奥运会金牌后的十来年中，也很难再找到比这更有意义的目标了。

不过，伦奇希望拿到奥运会金牌后会参与很多后续活动的梦并没有马上破裂：他和杰·莱诺（Jay Leno）、雷吉斯（Regis）以及凯西·李（Kathie Lee）一同参与了巡回脱口秀的录制。考虑到这些活动都要他讨论之前的比赛，也就不难理解为何伦奇迫切地想要逃离现状了。

你可以设想自己在伦奇的脑子里，耳边听到的都是凯西·李大声说："哇，马克，你得了满分十分，你当时的表现真的很棒！""当时的表现很棒"意味着过去，而非现在。说"当时的表现很棒"，也暗示着是对将来有所期望。或者，如李世同（Walter Wriston）所言，"当你退役的时候，你就从名人变成了无名小卒"。成功是把双刃剑，让人产生抑郁的那一面就是人们在达到目标后遭受精疲力竭症折磨的主要原因之一。

企业家的经历

从 20 世纪 90 年代早期开始，我们的文化就开始推崇企业家。造成这种现象的原因之一就是报刊行业开始吹捧这些新千年的英雄们：新兴杂志比如《快公司》《企业家》以及《商业 2.0》等都急于与老牌的《公司》《成功》等杂志竞争。而传统媒体，比如《财富》《福布斯》《商业周刊》等，尽管没有抛弃原先的读者群，但它们都新增了关于企业家的板块。

全国上下的企业管理院系都重组了相关课程，以便教授那些企业大亨们如何更好地建立、管理以及卖掉自己的企业。我现在在加州大学洛杉矶分校安德森管理学院教一门研究生课，叫作"企业家精神中的心理学"。十年前，如果我提议开设这门课，大多数校长都会嗤之以鼻。现在，这门课一座难求，整个教室挤满了人。

不幸的是，对企业家来说，成为英雄情结的焦点人物也会有代价：互联网企业的百万富翁们成为人们赶超的目标，模仿他们的生活方式成了人们迈向成功的捷径。人们践行的策略包括参加雷吉斯·菲尔宾的节目《谁想成为百万富翁》，或者钻研《隔壁的百万富翁》之类的畅销书，但是这些追随者中很少有人能透过表象看清百万富翁们的真实生活。如果他们仔细研究的话，会发现那些通过信息技术革新取得巨大财富的人，生活也并非一帆风顺。

举个例子，旧金山一些有事业心的精神健康专家已经开设了诊所来治疗患有暴富征候群的病，不过说实话，这也不算新事物了。每当美国 20 多岁的暴发户集中出现，精神治疗市场都会迎来巨大的商机，虽然他们拥有巨额财富，但是对什么都不满意（还记得那些雅痞吗？）。而现在唯一称得上新情况的是，那些任意挥霍的婴儿潮一代和他们的孩子看似已经实现了美国梦，但还是声称自己过得不够开心。

在"暴富综合征"这种名词出现以前，米奇·卡普尔就发现事业能够在很短的时间内获得成功，但却无法使自己感到快乐。作为莲花软件公司（Lotus Development Corp）的创始人和前任首席执行官，卡普尔在不到 5 年的时间里，就将企业打造成市值 2.75 亿美元的企业，可以说是站在了信息科技行业的顶尖位置。然而令众人不解的是，在业绩完成后不久他就选择了离开莲花。他告诉《公司》杂志，"我选择辞职是由于个人原因……希望能够从自己的成功中解脱出来。"

说得更具体些，卡普尔承认，是因为晋升到管理层后就远离了技术工作，这种成功和他的离职有着密不可分的关系："在莲花的创业阶段，我和同事一对一工作得很好……但是到了高层，你要管理一个很多人的团队……我对此并不擅长。我没有足够的耐心。我看到别人干活时总是忍不住这里那里地提点建议。"

米奇·卡普尔的职业成功反而给他的心理健康带来了负面影响，这个现象并不稀奇。心理学家已经证明，外界环境的刺激或挑战会给人带来一种"好的压力"，当这一良性压力被剥夺，人们就会去重新寻找新的良性压力，否则就要承受巨大的心理痛苦。

另一个导致卡普尔不适的原因在于，成功会使一个人感到过于安全。心理学家和经济学家的研究都表明，生活中突然增强的安全感会对人的心理产生深刻的影响。荒谬的但被经验验证了的冒险动态平衡理论认为，政府为企业和个人提供越多的安全保障——监管机构和法律条款将我们生活和工作中的不安都一一移除——人们就越倾向于从极限运动、创业或投资中找寻快乐。不论你是否相信，寻求冒险动态平衡（会让你感到些许不安）或者良性压力的机遇其实是人们普遍需要的，它甚至能影响动物的健康！

在 20 世纪 90 年代初期，曼哈顿中央公园的动物园里的一头北极熊成为全国的头条新闻，它拒绝进食，生命濒危。兽医找不到办法让它进食，所以请了动物心理学家来为它诊断。他们的诊断结果直接指出，良性压力的缺失是主要原因：作为传说中的狩猎者，这头北极熊在动物园里看起来无聊透顶。它焦虑的原因在于，它的食物每天都是准备好的。心理学家让饲养员将它的食物藏起来，让北极熊自己去寻找食物，给它一点危险去克服。这个理论的要点在于，如果北极熊感到自己的生活受到威胁，必须成为一名成功的狩猎者，它的热情将重新被点燃。果然，将食物藏起来以后，北极熊很快就恢复了正常。

良性压力模型和风险平衡学说能解释为什么亿万富翁们都喜欢极限运动吗？比如马尔克姆·福布斯（Malcolm Forbes）参加摩托比赛，理查德·布兰森（Richard Branson）准备打破并创造新的热气球旅行记录，而他们原本都毫无必要冒这种风险。随着美国人在经济上积累了较多的财富和安全感，对所谓极限运动的追求也越来越多，比如跳伞、蹦极、山地摩托车赛、登山等。这种趋势也表明了良性压力的缺乏会让人们更想摆脱倦怠的情绪，并且他们往往会选择比较极端的方式，否则情绪会变得更糟。

工作完成后

我们先前的讨论并不是对追求成功的控诉。相反地，做到 CEO 的职位对心理健康有很大的益处，也可以利用这种成就获得很大的满足感。然而，这个事实却有一个很大的风险：许多美国人都坚信，在企业的初创阶段，创业者的心理状态往往是不健康的，却没有意识到，在企业成功运营之后才更有可能出现心理问题。大部分的人都认为，过多的工作会威胁到健康，而退休则是对艰苦职业生涯的终结。

对乔治·伊士曼（George Eastman）的家人来说，知道这些可能为时已晚。伊士曼是摄影行业巨头伊士曼·柯达（Eastman Kodak）的创始人，在面临是否选择远离自己创建的伟大的公司去过更平静的生活时，他选择了自杀。他在桌前饮弹自尽，并在桌上留下纸条，写道："我的工作已经完成了，还等什么呢？"1997 年，我为《公司》杂志写了篇专栏，剖析了伊士曼的自杀因由。在此之后我收到了几十个企业家的来信，他们在信里诉说了自己能体会这种年复一年，日复一日为同一个目标奋斗，但达到目标后却感受不到快乐的痛苦。其中不乏在 500 强公司身居高位的企业家，但是他们发现自己的乐趣、快乐，或者说职业生活的良性压力都消失了。有一位读者说，带领公司上市，坐上总裁位置，将每日的运营工作交给他的 COO（而自己只是每天坐着保时捷兜风），这些都使他觉得如"遭天谴般"痛苦。

　　我曾经治疗过的成功抑郁症患者中，有一位白手起家的企业家，他将创业的过程比作经营农场。在他看来，不论是整合资源，处理员工的不满，还是对付市场上的竞争对手，都和电影《城市乡巴佬》（*City Slickers*）里比利·克里斯托（Billy Crystal）在大雨中赶牛一样艰苦。而与之相反的是电影《达拉斯》（*Dallas*）中的 J. R. 尤因（J. R. Ewing），他的日常活动就是看着奶牛从棚内漫步到牧场，再慢慢地回来，我相信编剧一定非常熟悉过分富裕和缺乏良性压力的问题。在缺乏市场扰乱和自然灾害的情况下，这位得克萨斯石油大亨的每一天都过得非常安稳，而结果就是自尊也没有机会得到增长。J. R. 尤因可能只是一个电影角色，但根据我的临床经验，一旦职业成功人士提前感受到了生活的安逸，要消除这种倦怠感，比较好的办法就是让自己受到一些扰动。

企业纵火犯

　　很多深受成功抑郁症困扰的病人告诉我，相比职业生涯刚开始时那种高兴与沮丧并存的状态，到达职业巅峰后反而感觉被关进了感情的牢笼。还记得我说过，大脑需要受到外部环境的刺激，否则它自身就会产生刺激。有人做过一系列实验，将实验者带到空空如也的房间内，给实验者戴上眼罩、耳塞，或将身体包裹起来。几个小时之后，他们的大脑处于飞速运转状态，有的人甚至出现了类似 LSD 引起的幻觉。

我不知道有多少企业家在使用影响意识的药物，来缓解成功引起的感官抑郁。但我知道有一些人，相比起嗑药，他们则是通过在工作中创造干扰来获得快感。尽管这听起来不太现实，但我曾经接触过的 20 多位企业家都有这种 CEO 综合征，我称之为"企业家纵火"。有这类问题的 CEO 会在他们一帆风顺的公司运营中故意制造一些小麻烦（这里比喻成纵火）。然后就可以被叫去处理这些问题，从而帮助"灭火"。

请勿见怪，在那些英勇的警察和消防队员中，"纵火"事件居然也并不少见。在他们的潜意识中，总觉得在自己创造的事件里，自己会被第一个需要，从而可以拯救世界，受到英雄般的待遇。

对这种问题的广泛认知被 FBI 应用到了一个叫作罪犯档案调查的方法中，并通过这种方法锁定了一个叫作理查德·杰威尔（Richard Jewell）的人为主要嫌犯。1996 年 7 月 27 日，在亚特兰大奥运会期间，其涉嫌在百年奥林匹克公园内放置炸弹。杰威尔是报警人，按照惯例也会被当作嫌疑人之一，除此之外他还有一个疑点：他似乎患有"警察狂热"症，总是炫耀自己的破案能力。尽管最后杰威尔洗脱了嫌疑，但这种心理学上的归因技巧还是有一定效果的。比如，在 1984 年洛杉矶奥运会期间，一位警察发现一辆满载土耳其运动员的大巴上放有炸弹，但事后证明这名警察就是放置炸弹的人。

在自己企业中"纵火"，效果好比在白天投掷燃烧弹，并不刺激。如果在人际关系方面惹麻烦，如在组织、家庭或行业内埋下冲突的种子，显然更有挑战性。在这里搞点事，在那里引发一点冲突，当公司开始分崩离析了，就需要一个人——即企业创始人——来平息战争了。

实际上，我接触过的大部分企业纵火犯，都没有点到即止的意思，他们只想尽可能多地创造对企业的干扰，有些甚至是以局外人的身份寻求被需要感。这类人我将其称为"奥兹国的巫师"（Wizard of Oz）。

从故事的角度来说，巫师是无所不能的，当他的弱点被看穿后，他才愿意帮助多萝西和她的朋友们。大部分良性压力缺失的企业纵火犯其实是非常脆弱的人，他们不愿意轻易将自己的感情表露在外。本杰明·富兰克林（Ben Franklin）曾说过："空桶才会发出最大的噪音。"虽然所有的故事都在说，站上人生巅峰后看到的风景是多么美，但企业纵火犯们还是在制造事端，奥兹国的巫师还在欺负别人，而他们想要的不过是他人对自己的认同。

有人认为，既然成功会带来更高的期望值，就需要采用行动防御机制，即对于企业纵火犯来说，他们可以选择离开这是非之地。他们选择离开并非源于抑郁，只是因为他们害怕无法继续做出成绩。

在 2000 年 7 月 24 日的这一周内，两位著名网络企业的 CEO，马林巴（Marimba）的金·波利斯（Kim Polese）和健康村（iVillage）的坎迪斯·卡朋特（Candice Carpenter），都宣布放弃公司的首席执行官职位，坐上了主席位置。这一举动也意味着他们将直接掌握公司的决策与运营——正如当初创业时所做的那样。虽然还不清楚焦虑是不是阻碍波利斯和卡朋特的主要原因，但先前的成功已经使他们失去了大多数人认为成功人士都拥有的东西：自由，随心所欲做自己想做的事。

成功：更多赞美，更多金钱，更少选择

用《少有人走的路》（*Road Less Traveled*）的作者 M. 斯考特·派克（M. Scott Peck）的话来说，"和失败一样，成功会使你失去很多选择。"以我的经验来看，派克是正确的，但他还是有所低估了这个问题。实际上，无论是在文化还是心理方面，他都显得有些保守。我们先来看一下我们的社会为了取得比过去更大的成功都做了些什么。

历史学家认为，相对美国来说其他文化对于成功有着更广泛的定义。还记得在 21 世纪初的美国社会，成功等同于金钱和社会地位的双丰收。但在其他文化中，尤其是古亚洲，不论是无私的人、智者、勇敢的爱国者，还是出色的市民，都可以被定义为成功人士。著名心理学家米哈里·奇克森特米海伊（Mihaly Csikszentmihalyi）曾经这样说：

　　现在，使一切事物定量化的逻辑产生了美元这种通用的公制，通过它来评估人类行为的每个方面。一个人的价值和一个人的成就由他们在市场上出售的价格来决定。称一幅绘画是优秀的艺术品是无效的，除非它在索思比拍卖行竞出高价，同样我们不能称一个人很有智慧，除非他能有五位数的存款作为资本。假设在美国的文化里物质报酬占统治地位，那么有这么多人有这样的想法就不奇怪了：觉得他们过上幸福生活的唯一希望就是积累他们所能企及到的地球上的所有的财富。

除了在积累财富方面感到压力以外，在展现出竞争力后，那些在成功中寻求心理满足感的人们常会面对一系列的压力。具体来说，为了满足成功定义中的地位条件——即成为第一名或在某种比赛中成为唯一的胜者——人们在心理上生来就习惯一种叫"社会比较"的理论，用以判断其所取得的成就

在人们心中的接受程度。简单地说，如果你是高中的校报主
编，但你不会满足于此，因为你知道有人在哈佛大学的校报
当主编。如果你想取得同样的成就，你自然就会去更好的报
刊和杂志追求一个主编的职位。根据社会比较理论，除非你
失败了，或者已经做到了《纽约时报》(*The New York Times*)
主编这样的顶层职位，你的主编生涯会一直沿着职业的阶梯
向上攀爬。

社会比较理论认为，我们每个人都有自我评价的基本需
求（以了解自己的表现是好是坏），但做出评价必须有依据。
为满足这种需求，最佳的方式就是将自己的行为与其他相似
的个体进行比较。例如，如果你在跑步比赛中胜出，你就会
知道自己跑得很快；你在考试中取得高分，你就知道自己很
聪明等。然而，这种动力所导致的问题是"西部跑得最快的
人"引起的问题。人们总是努力地去超越最好的，来确保自
己是最成功的那一位。

甚至对于那些竞争力有限的人来说，相对剥夺理论也会
阻碍他们获得成功感。我们无法通过和自己水平相同或者较
低的人来比较而获得成就感，而一定要和比自己水平高的人
来比较，才能感受到完整的自我价值。正如奇克森特米海伊
所言，现在的问题在于，成功是和财富捆绑在一起的，如果
一个人没有那么富裕，那么他就会一直处于相对剥夺的状态。
想一下，有多少亿万富翁感到需要成为公众人物，或像地产

大亨唐纳德·特朗普一样，炫耀他们的财富以便获得显赫的地位。相对剥夺似乎是一种不能被满足的动力。

　　社会比较需求所带来最严重的直接后果就是，为了维持一定地位，替代回报将会减少。持续的成功像是变成了一种职业，而留给我们提高社交与情绪质量的时间越来越少。有部分心理学观点认为，投入一个人的全部精力来获取成功，是非常经济的做法。当收入和一个人的时间价值提高时，将时间花在其他事情上面似乎就不太"合算"了。一旦你足够成功，薪资丰厚，花时间陪伴家人、朋友，或者发展兴趣爱好等，就会显得代价高昂；要知道你陪孩子的一个小时，足够你赢得一个新客户了。用这样的等式来衡量生活，你还有什么理由停下脚步欣赏路边的花儿呢？

　　美国式的生活一直都有这样一个特点，除了职业以外，要获取更多的良性压力产生的机遇（原谅我没有更适合的词汇），都是自我毁灭性的。要得到回报，你要做得好，要不停地做，还要做得更好。资本主义建立在本杰明·富兰克林的名言"时间就是金钱"上，从这个角度来说，职业是被规范定型的，它的价值在于工作中投入的每一小时得到尽可能高的回报。

　　如今我们常用的说法是ROI——投资回报（return on investment）——这个概念已经引导了职业风向大约50多年。一个直接的后果就是一旦你取得少量的成就后，对复制成功的需求就会纷至沓来，因为它们代表着最高的 ROI。在心理学上更加糟糕的是，我们的工作和周围的压力都潜在地阻止成功人士去体验那些良性压力的行为，因为他们有能力创造更高的 ROI。成功和痛苦之间无法分割的关系，是精疲力竭症最明显的诱因。

再来一首 = 更多重复

> 无事可做时，我就会感到心神不宁。给我难题，给我工作，给我最难解的密码，或是最复杂的分析，这样我才觉得舒适，不需依靠任何人工兴奋剂。我厌烦单调乏味的生活，渴求精神上的兴奋。
>
> ——亚瑟·柯南·道尔《四签名》
> (Arthur Conan Doyle, *The Sign of Four*)

如果鲁契亚诺·帕瓦罗蒂（Luciano Pavarotti）回应台下"再来一首"的方式只是坐在钢琴前弹一首赋格曲，那台下的观众一定不会买账。他们花了一千多美元买票来欣赏这位男高音歌唱家的演出，当然希望安可曲是《今夜无人入眠》（*Nessun dorma*）或是类似高难度的唱段。当你成了世界顶尖的男高音歌唱家，拥有了无数的赞扬和金钱，就应该做一些与众不同的事了。

即使非艺术表演领域的职业人士，也会觉得需要不断精进自己的技艺。你觉得夏洛克·福尔摩斯（Sherlock Holmes）在《四签名》里面抱怨的是什么，是不费吹灰之力就解决了案件吗？没有什么是比既定的事实更无趣的了。福尔摩斯只有在用他"天赋异禀"的大脑去深入思考的时候才感到兴奋。他和每一位成功者一样，觉得很难找到具有挑战性的难题，也很难找到与其同病相怜的人。

如果一个人在某个项目上拥有超凡的才能，他便失去了做其他项目的机会。比如说，一名合同法专家擅长在商业交易中起草合同，客户愿意为他的服务支付 500 美元 / 小时的价格。设想下，如果有一天他宣布投身于刑事辩护，他的公司会掀起怎样的波澜。确实，约翰尼·科克伦（Johnnie Cochran）靠着为犯罪嫌疑人辩护赚了一笔，但他远没有那些为 500 强公司打官司的人赚得多。

但难就难在这里：具备 20 多年打商业官司的经验，对各类企业财务问题了如指掌，当同伴和客户为自己又赢下了一个似曾相识的案件而欢呼时，这位曾经怀抱一腔热血的律师还是会心生厌倦。如果一个人重复做同样的事情十多年，无论这个事情有多么复杂，就算是脑科手术或者发射火箭，都会变成轻而易举的事情。

安可焦虑症中的焦虑还来源于：每当出色地完成一项工作，都会提高你的自我期望值。"你最近为我做了什么？"并不仅仅是经理们用来督促手下员工的暗示，也是有追求的人鞭策自己的方式。心理学家将这种现象称为"期望水平"，是一个人评估自己表现和后续想要完成内容的标准。

诗人罗伯特·布朗宁（Robert Browning）说过："一个人的成就应该要高于他现有的能力，不然天堂有什么意义呢？"说得很好。对自己的期望高一些比较好，否则会很容易陷入泥潭。不过如果你不顾一切地做到了布朗宁说的那样，由于提升过快或者是失去控制，你也会成为自我期望过高的牺牲者。

一个人的潜力，通常只靠想象或者他人的要求，是无限的；而目前能抓住的东西，取决于自己当下的能力，是有限的。如果一个人的职业生涯永远没有尽头，我们有理由相信，很快他就会连自己手中的都握不住。一个人的期望水平是会受他人影响的，比如爱人，或者喜欢贬低别人的老板，在这种情况下往往会不由自主地想达到他人期望。

失败的快乐

综上所述，如果重新审视 M. 斯考特·派克的话，即成功和失败都会令人失去很多选择，我们可以提出强有力的论据证明这些经历过失败的人都处于有权力的职位。自从富兰克林·罗斯福（Franklin Roosevelt）颁布新政以来，美国已经表现出了日益增长的接受社会政策和计划的能力，如果人们失业了，可以获得补偿或者救济。大部分蓝领和白领一旦失业就可以领取政府提供的失业保险，对中上层阶级的白领来说，还能领到所谓的"再就业礼包"（包括一次性的现金补助、有条件的医疗保险，并协助其找工作）。而对金领的 CEO 阶层开出的数百万美元的遣散费，则被人称为"黄金降落伞"，尽管他们的职业生涯被迫中断了，但巨额补偿款足以支撑他们再次出发。实际上，"黄金降落伞"的主要作用就是引导 CEO 们告诉《华尔街日报》（*The Wall Street Journal*），他们的离职是出于自愿，从而保护公司的股价。

我不是故意要说得这么冷血，不过考虑到当 CEO 要经历的成功抑郁症，失业似乎并没有那么糟。确实，金钱是个问题，但是被迫失业自然会将挑战推到你的面前：找工作，或者承受失业的痛苦。这种挑战可能一时难以承受，不过它能激发你的创造力，还伴随着家人的关怀，同事们的同情，以及咨询师的关心。由此，这似乎是一种很矛盾的解脱，无论你在何处重新步入职场，似乎都不再需要负担太多别人的期望值。

大约十年前，人们都很赞同管理学家的关于精简企业规模的提议（用裁员来降低成本，提高利润），其中迈克尔·哈默（Michael Hammer）和詹姆斯·钱匹（James Champy）合著的《企业再造》（*Reengineering the Corporation*）一书最有影响力。随着失业工人越来越多，人们对失业者越来越同情。这种同情心并非不恰当：当福特汽车公司（Ford Motor Company，哈默和钱匹曾经研究过的一个主要案例）裁员达到近 20%，上百位勤勤恳恳的员工遭受着这种"合法"的痛苦。同样的，在"电锯"阿尔·邓列普（Al Dunlap）的大幅度裁员政策下，数千名经理、管理人员、工人失去了工作陷入困境，他们需要精神和物质的支持。然而，这种同情心具有矛盾性，对这些被解雇的员工来说，遭到企业裁员并不一定是坏事。在残酷的大规模裁员报告中没有提到的是，仍然留在工作岗位上的员工，其实和那些遭到裁员的员工一样痛苦。

在 20 世纪 80 年代末，我受雇于一家财富 1000 强企业，帮助一些面临裁员的员工重振士气。在这项工作期间，我曾与一位广告公司的高级经理 A.J 进行过交谈，他不仅未遭到解雇，还因为他的直接上司是这次企业裁员的目标之一，他出乎意料地获得了晋升。A.J 原是广告部门的职员，他在进行创造性工作时充满了活力。他最初的工作是抄抄写写，久而久之，他便痴迷于创作广告语。我记得他告诉我，如果他"发明"了可以说广告词的牵线木偶，那么他就会高兴死了。

另一个很重要的因素是 A.J 觉得自己可以体会到产品开发团队对于提升品牌市场竞争力的需求，所以选择进入广告公司工作。15 年来，A.J 的这项技能已经炉火纯青，帮他赢得了不少业内大奖，也有了不少愿出高价追随他的忠实客户。就算处于这个行业的巨大压力下，他也从未失去过信心。

不幸的是，随着 A.J 的公司也逐渐开始裁员，他理想的职业生涯被突然中止。广告公司的 CEO 解雇了一些员工之后，A.J 被安排到了一个管理职位。尽管有着丰厚的加薪和职位的提升，但是他的新工作却使他不再有足够的时间去服务客户。虽然 A.J 同样能够全情投入，但他完全不喜欢这份新工作。

A.J 所忍受的，也是最后导致他离职的，是成功的期望，以及在他所处的行业中处理好每一件事的能力。有些人认为 A.J 的经历只不过是彼得原则（Peter Principle，即晋升到自己不能胜任的位子）的一个例子，但我不同意这种看法。我相信现在社会给成功人士贴的标签，对他们的解读和反应，都让他们不得不忍受外界的指指点点，继续为更高层次的成功而奋斗。

这些像是戴了金手铐一般的职业人如果选择半路离职的话，很难忍受外界对其的嘲笑。即使他们离职时拥有了大笔财富，外界也会认为他们坐拥这般才华，很快会在别的公司找到类似的管理层职位。在很多大公司内，"黄金降落伞"包括职业咨询、职业转换服务、同事们的同情、高价值的预付费心理咨询。很少有人将他人的支持看作成功的条件。那么对"再来一首"来说什么是比攀登职业的阶梯或者占据角落的办公室更好的准备呢？短期来看，答案就是"可能没有"。逻辑就是"不要再发牢骚了，再做一次吧！"

但是底线在于，除非出现重大变故，一百个人里也不会有一个去用心理上的刺激来交换经济上的安全感。不知不觉中，金钱影响着我们的行为——也减少了我们行为的选择；金手铐设下的陷阱越收越紧。然而，单一职业生涯的成功最终会导致一个人感觉像一头熊被吠声不断的猎犬团团围住。为什么呢？因为"安可"的喊声意味着"再来一首"，而内容就是你先前一直在做的。它并不意味着，"帕瓦罗蒂，刚才的表现很棒，你还能做其他的什么呢？"

镜中的自己

乔治·伊士曼、马克·伦奇、米奇·卡普尔之类的成功人士对你来说可能有些遥远，那每天早上在镜中看到的自己呢？理解、治疗和预防精疲力竭症的基础即是"照镜子"，或者说自我评价，如果你觉得有必要，它可以帮助你在中途转换职业方向。这并不是要你做心理分析或者研究荣格原型理论——只是停下脚步，看一看，然后问自己几个问题。

如果你是第一次做，下面的清单会对你有所帮助。你觉得自己具备下列哪几项品质？

☐ 专一
☐ 坚忍不拔
☐ 自力更生

☐ 兢兢业业

☐ 坚持不懈

☐ 狂热

☐ 热情

☐ 不知疲倦

　　如果你还没到 30 岁，且觉得自己具备上述不少于 4 项的品质，那么你能为任何公司工作。如果你超过 40 岁但是也有同样的感觉，那我建议你将这本书读到最后一页：你是一个必定会遭受精疲力竭症的人。

　　为什么这么说呢？因为无论在创业过程中还是在职业生涯中，所需要的性格品质都与平缓状态下不同。具体地说，30 岁以下的年轻人没必要处处循规蹈矩，50 岁以上的人也同样如此。只有三四十岁的中年人，才会为了成功而机械工作。一旦成功之后，将眼光放得长远是很重要的，这可以帮助你看清自己得到的回报和他人的期待。

　　怎么理解之前说的这些品质在 20 岁时是优点，但到中年后就不合适了呢？人们总爱用旅行术语来比喻职业生涯，如：人们沿着职业道路，攀登职业阶梯，跟随着安迪·格鲁夫（Andy Grove），导航自己的职业目标。道路、攀登、导航这些词都意味着前方已有既定目标，并且是线性单一的。在美国人眼里，最完美的职业规划，就像规划旅行一样，一定会用到这些词。既然胜利是唯一的目标，你就不应再在职业的道路上拖延，要下定决心勇闯难关。攀登职业的阶梯？当然，要毫不犹豫地跨过每级台阶。以此类推。那么哪些人最适合装备齐全地登顶呢？最有可能的就是那些不屈不挠、对工作执着的二十来岁的年轻人，他们能够在变化万千的世界中始终如一。

但是问题在于，美国式的成功都是从别处到达"那里"，却忽视了一个事实：没有人知道"那里"的生活究竟如何。就算已经到达目的地的前辈能够给你可靠的描述，当你到达时，很可能你自己和大环境都已经发生了不小的改变。这就是发生在肯·奥尔森（Ken Olsen）身上的例子，他是数码设备公司（Digital Equipment Corporation，DEC）的创始人，曾被《财富》杂志评为"十年内最出色的企业家"。

在奥尔森的职业生涯中，他很可能具备以上提到的所有八种特质。作为一名麻省理工学院毕业的优秀工程师，他开发出了地球上最好的小型计算机，将 DEC 打造成了行业中的领先企业。但也由于他的一成不变，太过着眼于奖项，执着于获得一个又一个的成就，他甚至不愿考虑除了小型机以外的其他事，最终，相对于他为计算机行业做出的贡献，人们对他固执己见、错失个人电脑发展机遇的事情更加印象深刻。

尽管在史蒂夫·乔布斯（Steve Jobs）和史蒂夫·沃兹尼

亚克（Steve Wozniak）建立自己的公司以前，奥尔森就得到了开发苹果电脑技术的机会，但他却仍然执着于他的小型机。更糟的是，他对整个行业的发展方向做出了误判。在 1974 年的一场信息科技行业的大会上，他甚至宣布："对个人来说，没有必要在家里拥有电脑。"1998 年，DEC 被康柏公司（Compaq）收购，而康柏创建时，正是奥尔森做出重大误判之时，这个判断是商业史上最糟糕的判断之一。

渴望新事物

在我还没有经济能力坐飞机旅行之前，我对一则旅行社的格言非常着迷："到了那里，快乐就减半了。"英国哲学家和性行为学专家海福洛克·埃利斯（Havelock Ellis）在谈到这个问题时说："结果并不是最重要的，重要的是在完成目标的过程中所发生的一切。"但是关于如何维持一个心理健康的职业生涯，旅行社和哲学家又懂得什么呢？事实证明，他们知道的很多。

肯·奥尔森和其他处于直线成功模式的人似乎担心，如果他们走另一条路来追求成功，那么他们就得不到更多的金钱和更多的称赞。简而言之，他们是贪婪的。贪婪会逐渐削弱你对成功的满足感，所以我认为，要战胜贪婪最好的方法……就是贪婪本身。没错，如果想要成功，你需要用自己的方式对物质保持一定的贪婪。然而，对物质的追求被描述成"渴望新事物"，贪婪，或更准确地说贪财是对一些新事物的追求。如果你将这句话当成座右铭，并且以此重新规划职业生涯，你就不会遭受成功抑郁症和安可焦虑症的痛苦。

我建议你对新鲜事物保持贪婪，是因为在你 30 岁后的职业生涯就不适合用旅行术语来比喻了。正如我之前所说，在某种程度上——我喜欢年轻人为了出人头地不顾一切。但是，如果像奥尔森这样顽固不化、没有感到自己在退步和反思他一直在做什么，那么他应该准备自食其果。我对所有超过 30 岁的人的建议是：重新规划自己的职业生涯，做一些投资，就像投资证券一样。正如任何理财经理都会告诉你的那样，你应该分散投资，一部分资金投入安全的项目，一部分资金投入稍有风险的项目，一部分资金投入冒险的项目，来确保自己始终拥有最高效的投资回报（ROI）。

古话说得好，不要把所有鸡蛋都放在一个篮子里。但是追求成功的人总是有各种理由忽视这个劝诫。几乎每个人心中都有职业的底线，对于在单一道路上追求成功的人来说，他们总是觉得多样化的职业发展不利于个人成长，加之在不熟悉的领域中能力不足，也会影响到经济收益。不幸的是，除非你在某个固定职业中获得心理上的满足，否则成功将变成痛苦，而不是一种优势。

　　这里还要提醒一句：一个有利可图的事业、职位不是建立在他人的建议之上的。首先，你要了解心理学家所说的"你的自我理想"：包括你的愿望、梦想、目标，当然还有理想的总和。如果马克·伦奇当时做到了这一点，他或许能够意识到，跳水金牌其实还不足以成为他实现理想的跳板。要成为一名极具魅力的演讲者，你需要加倍的热情、自信心和语言技巧。伦奇可能并不具备以上所有的能力，但他应该早在比赛之前就知道自己缺失的是哪一部分，这让他白白耽误了几年的时间。

　　一旦你对自我理想有了比较清醒的认识，你就能像战场医生选择治疗方法一样，调整你的事业目标了。如果你们还不熟悉军事用语，我来解释下，治疗方法备选就是用 ROI 模型来判断优先救治哪些伤员。在有限的医疗条件下，有两种情况是不会被优先处置的：一种是伤势过重无法抢救的，另一种是可以自己走下战地，至少目测肯定是没有生命危险的。而优先抢救的是那些处于上述两种情况之间的伤员，即如果第一时间得不到救治，可能会有生命危险的人。

　　如果你将职业成功视作提升人际关系的手段，并且每天要花 14 个小时来维护这份工作，你的行为和目标就会逐渐背道而驰，而这时就需要做一些调整。同样的，如果你渴望成功，且是一个喜欢锦衣玉食者，你不放过任何一个机会，那么你的股票证券会升值，但你的事业却得不到同行的尊重。

那么保持你事业投资中的一部分，放弃其他的部分。把你剩余的精力用于你所期望的目标，期望是不会从你辛苦获得的成功中自然产生的。

RECLAIMING
THE FIRE

第三章　你为何总是感到疲惫

激发和激励我们的是欲望和挫折；胜利则会令人停滞。不是犹太人被掳的时刻，而是所罗门取得荣耀的日子，让人对圣经的到来持悲观的看法。

——威廉·詹姆斯

现在，我们已经了解了陷在"金手铐"中的人变得暴躁、抑郁，甚至成为"企业纵火犯"的心理因素。但不知将这个概念作为对整整一代人的定义是否合适？我们是否该相信是良性压力的缺乏浇熄了所罗门王那一代犹太人的热情？或者将眼光放近一些，同样的事现在也会发生吗？

以上的问题答案都是"是"，尤其是最后一个。如今婴儿潮这一代大约有 8500 万人，他们在美国经济繁荣时期长大，这是一个拥有无数机遇的年代，但同时他们也比之前的任何一代都容易遭受精疲力竭症的困扰。除了沉迷于自我放纵和自我肯定，无数生于 20 世纪六七十年代的人，中年后拥有了大量的财富（相比前几代来说），他们对此的反应往往是"这就是全部了吗？"有相当多"自我一代"的年轻人成为 20 世纪 80 年代迷恋财富的雅痞，在将大量的精力投入到追求物质成功中之后，他们都遭遇了情绪上的崩溃。

这个说法并不夸张。调查数据显示，物质主义是如同上帝般的存在。在盖洛普（Gallup）的一项调查中，超过 1/3 受过高等教育且有工作的成年人都表示，如果有机会的话，愿意重新选择职业方向。加州大学洛杉矶分校高等教育研究所进行的年度调查显示，从 1986 年（即第一批婴儿潮一代上大学的时候）到现在，认为变得富有很重要的大一学生的比例从 41% 上升到了 71%，而与此同时认为"生活中要建立有意义的哲学观"的学生比例从 83% 下降到了 41%，跌幅是调查中最大的一项。作为哈佛大学前任校长，德里克·波克（Derek Bok）认为，"当这些数据在 20 世纪 70 年代发生剧变时，很明显地意味着个人满足的需求要比和其他人交往的需求更为强烈……由此可见，离婚率的显著升高，犯罪率和其他反社会行为的增多都有迹可循"。

虽然我不完全认同波克讲的犯罪率的升高和婴儿潮一代的贪婪及享乐主义有关，但我对他的观察表示赞同，婴儿潮一代在和他人交往方面以及融入群体中有着比较大的困难。

他们不理解"要与他人和谐相处，需要一定的妥协"，这就造成了最大的问题：尽管这十年来我们的经济持续增长，失业率很低，但人到中年的职场人士却前所未有地纷纷离开美国企业。企业从上到下的员工都在思考，是什么阻碍了这些曾经的"嬉皮士"的脚步，也为缺乏有效的解决方式而感到惋惜。

自从工作上的不满意逐渐成为一种心理问题后，这个说法就更为可靠。当你看到一位富有的企业高管逐渐远离多年来为他创造大笔财富的职业时，可以肯定的是他一定遭受着精疲力竭症的折磨。但是这种广泛存在于婴儿潮一代中的对职业的不满，是被父母宠坏的一种表现，还是一种由来已久的心理损伤症状？

渴望赢得战争

在 20 世纪末，有不少分析认为，婴儿潮一代正在忍受着"极大的嫉妒"，他们的父辈大张旗鼓地宣扬老派的价值观，这种比较风潮也表现在两部轰动社会的作品上——汤姆·布罗考（Tom Brokaw）的新书《最伟大的一代》（*The Greatest Generation*）以及票房爆棚的电影《拯救大兵瑞恩》（*Save Private Ryan*）。这些关于"沉默的一代"如何战胜纳粹以及使社会回归民主的作品，让婴儿潮一代们直面一个简单的问题：如何对赢得财富和赢得战争进行比较？没法比。同时你也无法回避这个念头，即我们来到地球上就仅仅是为了留下这些吗？

当美国士兵们退伍回家，他们只想要和在家乡苦苦等候他们归来的姑娘结婚，用政府给的福利在郊外买一小块地，抚养几个孩子，就如同奥兹和哈里特（来自电影《奥兹和哈里特的冒险》，*Ozzie & Harriet*）那样平静生活。愿意为孩子们做出牺牲的父母一代怎么会培养不出乐观的后代呢？它就像工作中的风险评估一样简单吗？只能说部分是。几种潜在的心理因素的汇集导致了这种情况的增多，以及使得婴儿潮一代更容易遭受精疲力竭症的折磨。

强烈个人主义的一代

我们通常将 1946 年至 1964 年间出生的这批人称为婴儿潮一代，他们的父母在经历过战争的残酷后充满了自信和乐观，也享受到了经济繁荣带来的财富增长。婴儿潮一代大多被全职母亲抚养长大，母亲会尽量满足他们的每一个需求。在此之后，有一本畅销书问世，书中提出了一种截然不同的育儿方式。

本杰明·斯波克（Benjamin Spock）医生的畅销书《斯波克育儿经》（*Baby and Child Care*）将教育孩子的方式来了个 180 度的转变，他认为家长不应用教育"沉默的一代"的方法来教育现在的孩子。现在的孩子不仅认为他们所说的话都要被重视，而且由于受到过多关爱使他们觉得自己就是宇宙的中心。我的一个病人曾经说过："我成长的环境让我觉得我在家庭里就是太阳，其他人都围着我转。"快速增长的经济和斯波克育儿经的双重影响造就了强烈个人主义的一代。

这种强烈个人主义的特点之一就是空前的自我肯定。这种态度可以追溯到斯波克的基本原则：父母要尽可能地在每一个方面教会孩子独立。婴儿潮一代获得了前所未有的自由：如何吃饭，参加活动，甚至社交活动都不需要提前经过家长同意或由父母安排。每个孩子的性格都被尊重，个人发展的每一步都遵从自己的个性，而非人云亦云。

与此同时，教育越来越受重视是由此带来的最大变化，在战后的美国，学校的教育方式都在发生转变。死记硬背、"反刍学习法"，甚至关于着装和礼仪的课程都被淘汰；批判性的思维方法逐渐被人们所接受。由此，婴儿潮一代相信自己不仅在家庭和学校中是独一无二的，若干年后，在工作岗位上，也会是独一无二的。

这样的成长环境给孩子们灌输了一种无所不能的感觉，其中以对权威的傲慢和蔑视最为突出。在此之前，尽管大家都心知肚明，但从未有这么多年轻人会这样做。20世纪60年代学生们的主张和口号是"不要相信任何超过30岁的人"和"怀疑权威"。斯波克博士理论的中心原则就是"如果它使你感觉好，那么你就可以去做"。其推论——"如果感觉它不是很好，我就不会做"，对生于 20 世纪六七十年代的人如何看待群体生活以至于生意往来起着巨大的作用。

但是婴儿潮一代的父辈，如同威廉·怀特（William White）在《组织人》（*The Organization Man*）中提到的一样，并没有勇气质问权威人士"为什么"，从未教过自己的孩子不要去做什么。婴儿潮一代们不再接受《组织人》的观点，转而希望将自己的个性特点带入工作中。参加工作以后，他们希望收获在家庭和学校中所享受到的一切。他们认为，如果工作在心理上和经济上都没能使自己满意，并且无法改变的话，就应当选择离开。

在 20 世纪 90 年代，尽管企业家主义和自由职业的增长有许多经济和技术方面的原因，但心理学上的解释则是婴儿潮一代们无法忍受在公司中受到的诸多限制。"自我一代"所受的教育中不再崇尚企业心理学家们所说的奋斗过程，以及那些为克服困难所做的巨大努力。普罗米修斯的故事告诉他们的是，艰苦的斗争往往因为更有权力的人与你意见不同而告终。

挑战现状，思考哪些行为是正确的及其原因并不等同于为成功而奋斗。最好的情况就是对权威不作为的反抗；最坏的情况就是它们成为消极对抗行为的准则。无论如何，它们都和精疲力竭症十分相似，都让人觉得无法融入群体。这种思维形成了婴儿潮一代的自我价值观，使他们在成年后更容易产生对朋友、同事、工作方面的不满情绪。

无限可能带来的负担

> 当所有事都变得正确，没有任何错误，
> 日子是不是显得冗长，
> 如果生活中没有什么可以让你赌一把，
> 那生活该多么平淡乏味！
>
> ——威廉·S·吉尔伯特《艾达公主》
>
> （William S Gilbert, *Princess Ida*）

弗洛伊德这样形容人类状况："一个曾是母亲掌上明珠的人，会想要保持征服感，那种成功的自信往往会带来真正的成功。"这是婴儿潮一代离家时所感受到的吗？很不幸，答案并非如此。觉得自己被捧在手心的感觉来自于你（不是你的兄弟姐妹）让母亲觉得高兴所得到的反馈。婴儿潮一代中的确有部分人觉得他们像是被领养的，但大部分人得到的都是表面上积极但实际却令人沮丧的信息：你有无限的可能和无穷的机会；你可以得到任何想要的东西。

但是这样的信息有几个错误之处。首先，整个婴儿潮一代接收到的这种讯息（你们这些孩子都出生在无限可能的时代）中所缺乏的，心理学家称之为"个人特色"，这种感觉对个体来说尤为强烈。正如"你们这些青少年都是性生活的享乐派"这种会被认为是不相关的偏见，过宽的标准总是缺少诚意，操纵感太强。

缺乏个人特色的鼓励存在几个问题，其中最大的问题之一就是它令人不再想知道自己为何值得赞扬。除此之外，没有明确内容的赞扬，比如"你是最棒的"之类，反而会引起对方焦虑的质问，而非如弗洛伊德所言是那种通往成功路上的自信。至少，听到这样称赞的孩子会想知道你何出此言。比如，一个被冠以"优秀"之名的孩子总会希望你对他潜力的评价标准是客观的，而不仅仅是出于对他的爱。类似的，你说话的时机也相当重要。

每个人在收到对方的高度评价时都会半信半疑，除非能够确定对方的动机："爸爸妈妈这样说是为了让我实现**他们的**梦想吗，还是他们心里觉得我选择什么兴趣最好？"如果"你是最棒的"这样的话会让人承受一定的压力，那么对听者而言它也算不上是一个好消息。事实上，这些话是精疲力竭症的主要诱因之一。

沉重的期望

威廉·詹姆斯发明了一个公式来表明雄心勃勃和过高的

期待值是如何压垮自尊的。在这里，詹姆斯使用了"**预期**"这个词，即我之前所说的**期望**：

$$自尊 = \frac{成功}{预期}$$

这个公式表明，要提高自我满足感，就需要降低表现的期望值。用詹姆斯的话说，"抛去自己的期望值，既能得到满足，又能长舒一口气。"不幸的是，你将无法抛弃期望值，并且它们将伴随你一生。

心理分析专家哈利·斯塔克·沙利文（Harry Stack Sullivan）注意到，自我感觉是通过我们对自己行为的态度和信仰，以及社会的评价共同形成的。沙利文将我们形成这种感觉的方式称为一致性确认（consensual validation）。糟糕的是，对于肩负期望的人们来说，像是被强加了"出生时的一场意外"——有着完美的容貌，嘴里含着银汤匙出生——尽管他们能感觉到这些期望值毫无意义，但一致性的反馈却阻止了他们摆脱期望值的脚步。

根据肯尼迪家族（Kennedys）的记载，总统的母亲罗丝·肯尼迪（Rose Kennedy）每次在参加孙辈的各种开学和毕业典礼等场合发言时，都要提到《路加福音》中的内容："对于那些受到更多赏赐的人，要付出的也会更多。"在总统约翰·肯尼迪（John Kennedy）遇刺后，他的弟弟博比（Bobby）接管了家庭的领导地位，并同样借用《路加福音》中的话说：

"美国对肯尼迪家族一直很好。我们应该感激这个国家并为之奉献。"你觉得这样的话会怎样影响年幼的儿童？从我的观察角度来看，它们是无法产生影响的。以下是原因：

信息一："对于那些受到更多赏赐的人……"这句话无疑触发了心理上的不满，例如我在哥伦比亚大学时遇到的模特，就因此精神失常了。如果你既没有努力奋斗去追求也没有苦苦请求而得到了一些东西，这样的馈赠无法让你感到心理满足。罗丝的丈夫约瑟夫·肯尼迪（Joseph Kennedy），对《路加福音》的话接受程度就比较高，因为他经历了创造财富的过程，但他的后代没有。子孙们的成功期望值是在子孙不在场的情况下产生的。

信息二："要付出的也会更多"或者"我们应该感激这个国家"。 既然天生如此，你要怎么感谢祖辈把你带到这个世界上来呢？当然是通过努力摆脱光环了。相比在普通家庭中长大的小孩，肯尼迪的后代们遭受的压力要大得多，人们都盼望着他们在社会上出人头地。如果你是肯尼迪家族的小孩，困扰你的问题就是"我要如何才能尽我的义务？"而答案通常是"你不能"，这时，精疲力竭症就出现了。我知道光凭《路加福音》的这几句话就说它对肯尼迪家族有负面影响肯定是不公平的。家族中确实也有很多人如罗丝和博比所期望的那样成为上流社会人物，但也有一些由于鲁莽的行动而过早地遭遇失败。

有句话说，"你付出多少就得到多少，天空才是极限"，让人感到某些成功也像是不幸的失败一般。相反地，那些没有付出也没有什么期待的，在感觉上却会相对轻松。尽管没有万灵药，但从巨大的期望值中解脱出的自由可以使你不再担忧自己的成就。因为婴儿潮一代的父母为他们的孩子设定的期望值都非常高，为了获取自我满足感，根据詹姆斯公式，他们需要取得非凡的成就才行。

倦怠

在《最伟大的一代》及《拯救大兵瑞恩》面世以前，电影《五支歌》（*Five Easy Pieces*）在婴儿潮一代中很受欢迎，其中杰克·尼科尔森（Jack Nicholson）饰演了罗伯特·"博比"·杜皮亚（Robert "Bobby" Dupea）。这个角色是一位极有天赋的年轻人，最终被过高的期望值压倒。博比·杜皮亚出生在音乐世家，家人对他的期望值很高。但是，也可以说是因此，博比成为一名石油工人，酗酒、喜欢乡村音乐、私生活紊乱。尽管已经习惯了这种生活方式，但接到父亲重病的消息后他还是回到了家中。谈及为何放弃成为一名古典钢琴家，他说道，"我猜你们都想知道在经历了一帆风顺的青春期后我经历了什么。"说着，他陷入了抽泣。

《五支歌》给婴儿潮一代提供了中肯的精神发泄疗法。博比觉得他无法达到家庭对他的期望值，尽管他一生都选择了逃避，但这并非出自自私或者不负责任。博比·杜皮亚是一个婴儿潮一代都会同情的悲剧角色。

在本章开头我就提到，以前也有很多天生富足的人，但他们并未对生活有如此多的不满。无论如何，失败的痛苦如何转化为一个人的潜力，这是哲学家、理论学家和心理学家长久以来一直研究的问题。古希腊人将这种情况称为 akedeia，翻译过来就是 accidie，即"倦怠"，它可以是对生活的冷漠、灵魂的麻痹，或者是对万事一直漠不关心的状态。

倦怠原本指的是第四重罪，即懒散，但是如今它的含义还包含精神层面的内容，即没有达到自己潜力值的失落感。倦怠是博比·杜皮亚一直以来都在逃避的事物吗？毫无疑问，是的。很多婴儿潮一代人都试图从这种感觉中解脱出来，想让生活变得更有意义。

我治疗的第一位倦怠症患者，我称呼他为杰夫（Jeff）。尽管杰夫的家庭聘请了律师和公关团队，尽量不在《福布斯》之类的地方抛头露面，但杰夫的日常穿着生来就是要告诉世界："我是一个有钱人。"我每次见到他，他都穿着鳄鱼皮的皮鞋，向我展示过至少五块名表，还有装满领带、夹克和公文包的衣橱，每件单品上的名牌 logo 醒目可见。然而杰夫从未有过任何工作。他有法律的学位，但每次遇到工作机会时都觉得配不上自己。

杰夫想要寻求治疗的原因其实是他想要"掌管家族企业"——包括房地产、矿业公司以及娱乐公司等。他自己感觉，关键在于成为集团的领导人是"向母亲证明（他父亲已经去世）自己有能力安定下来"。但母亲在杰夫成为她心目中理想的形象——杰夫那个古板又保守的父亲——之前，暂时还不会将父亲一手打造的企业的掌控权交给他。

那杰夫做了些什么呢？他让几个女人都怀了他的孩子，然后又向他舅舅求助——"我唯一信得过的医生"。他参与赌博，到了还款日就直接从家庭账户中划钱；他在家里的度假别墅举行派对，一掷千金。总而言之，他的精力都花在这种地方，是一个纵欲过度的自恋者。

大约三个月后，我熟悉了杰夫的处事方式，并决定和他开诚布公地谈一下他的问题：我告诉他，这一系列的行为将他变成了一个失败者，这会是一个很棘手的问题。虽然无法直面我的质问，但他仍不觉得自己需要改变。在一次谈话中，我提醒他，没有必要告诉舅舅你不愿意使用安全套的事。杰夫将身体前倾，得意地告诉我："医生，你是不会理解的；我出身的家庭环境，都是像我这样在失败中求胜，而不是在追求成功的路上失败。波士顿的人都对我大加赞扬，你觉得我会冒险去做那些所谓有意义的事，而放弃我的现在吗？"

尽管我没能帮助杰夫从他的这种自我挫败中走出来，但我俩的交流使我了解到，在成功抑郁和倦怠之间有着很重要的关联。当人们受困于成功抑郁症时，比如那些令弗洛伊德震惊的"成功带来的失败"的人，他们对于失败、无助和无望的感觉过于强烈。所有的抑郁表现都有一种感觉上的特点，精神医生称之为快感缺乏——即感受不到快乐——对深度抑郁的人来说，即使你将快乐的事物放在他的面前，他既无法对此做出回应，也无法从中获取正能量。这里我插一句，有人说伍迪·艾伦（Woody Allen）的经典影片《安妮·霍尔》(*Annie Hall*)原本要叫《快感缺乏》(*Anhedonia*，读音相似)，原因是伍迪·艾伦本人也受这种情况的折磨。

但倦怠并不等同于抑郁。实际上，存在此问题的人脑海中往往充斥着"如果"和"应该是"之类的想法，使得自恋情绪有增无减。虽然和抑郁一样，经历倦怠的人也是与社会脱节，但相比无法达到目标的无助感，倦怠更多是由于想要逃避必须克服的困难的有意决定造成的。杰夫逃避问题的方法是不断地和母亲交流，他将母亲视作在他肩膀上压上重担的人，但他的所作所为却使他们之间的隔阂越来越大。受倦怠折磨的人通常都更加直接地逃避个人责任。

古代的思想家们认为，倦怠是由于知道自己终会走向死亡而引起的，既然如此，那为何还要为其他事物烦忧呢？不过我们可以给出一些心理动力方面的解释。

心理学家所谓的"矛盾的激励效应"可以解释这件事。当带来刺激的事物以某种特定的形式发展，且与心理预期的方向相反，这种效应就开始显现。另一种解释是当你知道自己在竞争中注定要失败时还不如主动退出，这在心理上会带来一些人际关系中的好处。这种策略，或者说带有自我保护意味的自我设障，我们现在应该很熟悉了。

矛盾的激励效应

　　1996 年 4 月的大师巡回赛上，在奥古斯特国家高尔夫球场，格雷格·诺曼（Greg Norman，外号叫"鲨鱼"）在最后一天的比赛中还领先他最大的竞争对手六杆，应该说是一个很大的领先优势了。由于庄家开出的盘口表明这是一场毫无疑问的胜利，诺曼很不高兴，随后的表现也出现了失常。大幅领先给他带来的心理压力和期望值，对他来说变得越来越难以承受。在这一轮结束时，好几位原本落后于诺曼的球手都超过了他。

　　在压力下表现失常是指在重要场合且你要尽全力的时候不能正常发挥自己的能力。这种压力完全是由旁观者决定的：如果他人对自己正在进行的演出或比赛非常关注，那压力就会很大；反之，压力就会小很多。尽管这种现象和倦怠有关，但它更像一个急性症状，而非慢性问题。

　　表现失常还包括在关键时候产生自我怀疑；而自我怀疑会干扰到原本正常的行为。换句话说，我们对正在做的事情会更加在意，而结果则是没有表现出正常水平。

打字的时候我通常不会去想在打"my"这个单词时，右手的食指要负责打"m"和"y"这两个字母。如果我停下来去思考打字的过程，甚至是关注每一次按键，这本书可能就无法完成了。这个例子极端化后，即使我只是在心里保留我没有完成开头部分而产生的羞辱感，随之产生的压力只能使你无法发挥你的能力。有些人把这种反应称之为作家的思维中断。但是，既然打断我写作的原因是有意识地过分在意我身上的压力，那么我的假定失败也最好形容为"压力下的表现失常"。

研究过自相矛盾的激励效应的心理学家认为，有几种特定性格的人会比其他人更容易表现失常。他们很少会注意到自己的这种性格特点，但有时会有自我怀疑的表现。他们知道不应去过分关注事情的结果，比较自己在他人面前的表现（关注一致性确认），或者花很长时间进行自我评价。然而，如果事情比较重要，他们会产生严重的自我怀疑。在过低的自我意识和过高的自我要求中的思维起伏，会导致人们表现失常。

这类人可以被看作是自恋狂，或者是很爱面子。他们的性格特点包括不在意他人对自己的评价。比如，有的大学生会自以为是地站起来质疑教授："据我所知，你的数据听起来很可笑。"

在我教的一门课中，我不幸成为上述目标。这位让我印象深刻的学生我们暂且叫她"阿什莉（Ashley）"，尽管从未学过心理学（她的专业是文学），她还是选修了一门进阶的心理课程。尽管她缺乏相关的专业知识，但这却从未阻碍她向我（在心理学领域从业十多年）提出质疑。

阿什莉对我的这种对立情绪一直持续到期中考试以后（期中考试她挂科了），我请她过来，谈谈最近的表现和对我的不满。她侃侃而谈，但是言语中依旧充满了自负。我指出她都没有购买我在课上布置的阅读材料，更不用说学习了，但她却表现得毫不在意。我警告她这样的态度对她本身也没什么好处，但她撂下一句"距离期末还有足够长的时间"便离开了。

在学期结束前的第三天，阿什莉打电话给我，恳求和我再进行一次谈话。见面后，她告诉我她只剩一天的时间来考虑要不要退课（学校允许在期末考试前退课），如果我能保证给她一个 C，那她就不会退。阿什莉承认自己最近在父亲的精神科医生那里服用抗抑郁药物，并请求我的宽容。但是最后她也没能提出什么有力的解释让我放她过这门课。我说，"我很抱歉，但我无法凭空给你成绩"，之后她就退掉了这门课。两周后，她退学了。

这个女生是在婴儿潮的末期出生的，表现出极端的傲慢情绪，这便是表现失常性格的典型例子，同时这也使我回忆起本科和研究生时期（1968 ～ 1976）的同学们是如何对待教授的。阿什莉之前完全不在意我说的话，直到期末考试的压力压垮了她。说好话是没办法让她意识到自己的错误的，只有等她面临一定的威胁了才行。尽管最后她的情绪崩溃，但她却未感到自责。后来我注意到，这种心理问题让她面对各学科教授时都容易起冲突，然而她从未想过要解决问题。

婴儿潮一代都具有表现失常的性格吗？显然不是。具体有多少呢？我相信不在少数。用威廉·詹姆斯的话说，有压力才有动力。婴儿潮一代的成长方式使他们缺乏自主的动力，也缺乏相关的知识，不懂得如何在变化的环境中保持自我。

自我设限的另一种形式

伍迪·艾伦曾经说过，"生活中 90% 的成功都能出现"。我不知道他的数据从何而来，但是我知道，不出现成功就会导致失败。成功固然很难，但是有时候不出现失败也是很好的结果。

自我设限行为最常见的形式就是用抑制自我表现的方式来转移自己对于失败的责任。如果我的个人形象是比较"迷人"的，我在去参加鸡尾酒会时，就会感觉自己处于众人的期待中，对我来说可能选择酒会前喝醉，并且确保所有人都知道我喝醉了。这样做的话，我可以保证（如果没有喝醉的话），我还是他们口中的风云人物。

通常，如果你一旦在影响下表现失常，从而导致惨败，观众将会对你的能力产生怀疑，直到你清楚冷静地分析后重新出现为止。如果你必须在压力下表现，你可以通过降低期望值保护自尊心的威胁感。

提前放弃的做法可以直接避免外界的评价。这种完全放弃努力的做法让怀疑自己能力的人可以不用完成事情。一个从小就被教育要得到所有东西的人，知道只要不参与到事件中，就可以向别人隐瞒自己真实的能力。这种自我保护的策略称为"浮士德式交易"。就像浮士德和我之前的患者杰夫一样，很多婴儿潮一代人都跟魔鬼做了个交易：为了获得不成熟的活着的权利，就算能激发自己的潜能，他们也失去了原本可以属于他们的心理上的成功。然而这种逞强的生活方式也很痛苦。婴儿潮一代的身边充斥着中年危机和类似的事，面对有限的生命难免也会感到倦怠。他们不得不变得更加警觉，所取得的成就和他人的期待值之间的差异，让精疲力竭症普遍出现。

趋向自我实现的心理

我对许多婴儿潮一代都有"浮士德式交易"所持的疑义来自我对这些自欺欺人的泡沫现象突然发作时发生情况的直接了解。相对而言，帮助一个患成功忧郁症的人更加容易些。

如果觉得因为曾经成功过一次，这次也会有能力成功，那随之而来的失望是可以被轻易克服的。但是对于那些长期逃避现实以至于失去了在成人世界中出人头地的机会的人，你要怎么抚平他们的伤痛呢？对于一生都没有稳定工作的人，你要如何让他接受心理学家所谓的"地理治疗"——即换一个新的方向重新开始，这是注定会失败的，因为每一个新的开始都将保持你原有的想法。

"道"与心理治疗

与大部分建立在宗教或上帝启示的精神教义不同，中国古代的道教是建立在上千年观察自然的基础上。根据道教的哲学，存在一个天地能量或"精气"——即"道"——是无时无刻不在变化的，如同当前的空气或海洋一般。你一定要灵活多变，才能理解道教并掌控这种能量。

这个有多难理解？只要看看婴儿潮一代苦苦寻觅适合自己生存发展的"合适的环境"就知道了。限制我们思考的自我保护和先入为主的情况实在太多了，但它们只是人际交往间的形式，我们很少会去注意到。威廉·詹姆斯坦率地说，"很多人认为他们在思考，其实他们只是重新安排他们的偏见罢了"。想要心胸开阔，这话确实说得没错。

一个想要充分展现自己才能的人绝不会像差劲的木匠那

样，活没做好就借口说工具太差。首先，不应将他所做出的家具去和高档的伊莫斯转椅（Eames Chair）比较。其次，做得"好"与"坏"不应作为判断这位木匠是否自我实现的标准。实际上，当一个人被木工的过程而非结果所吸引，他通常就不太会在意所处的环境，而是专心切割、雕刻、打磨木头，给它们上色。

如果有什么例子可以劝说人们不要相信地理治疗能够解决心理问题，那一定就是电影《五支歌》。博比·杜皮亚从西南部回到家中的时候，他从一个表面上无忧无虑的花花公子变成了一个来自骄傲但是有缺陷的家庭、紧张、好胜、保守的人。他活在已经成名的姐姐的光环下，对于那些和他同居过的下层社会女性难以启齿。很明显，成为钻井工人并没有使博比生活中的紧张情绪缓和下来。他所有的地理治疗都是让自己远离未解决的心理痛苦几千公里外，而一旦回到创伤发生的地方，这种痛苦又会回到他身边。

婴儿潮一代在学校的时候就被鼓励挑战权威，长大后他们也将这种思想带到了工作中，且对地理治疗非常依赖，却没有意识到这是由他们态度引起的问题。我接触过的很多婴儿潮一代在我们首次会面时就向我抱怨，"如果我可以找到合适的工作或者合适的老板，我确定我的职业生涯就可以腾飞"。尽管不难理解为何婴儿潮一代都执着于心理治疗而不是承担成功所需的责任，或是潜在的失败，但帮助他们摆脱这种错误的信仰是一件完全不同的事。我发现如果要帮助寻求地理治疗的人理解这样做是毫无意义的，最好的方法就是让他们在自我实现的过程中得到心理上的回报。

将自我实现这个概念带到美国心理学界的是亚伯拉罕·马斯洛（Abraham Maslow）。他认为，我们都具有一种与生俱来的倾向，会努力去追求能力最高的水平；他深信人类潜能的影响力是巨大的。马斯洛还认为，每个人都会自然而然地去追求一些有意义的事物，比如符合自己心理预期的工作，或者是响应来自内心的呼唤，但是有两种人除外，第一种是不确定心理的安全感（这是建立在你有基础需求所需知识的基础上），第二种是不愿面对现实的（直面真实情感、态度和信仰的时候）。根据马斯洛的理论，没有受这两种情况影响的人都可以享受自我实现的过程——他称之为高峰体验——此时他们将处于一种极度愉悦的状态中，完全沉浸在自己所做的事中，对周围的环境或时间的流逝都不知不觉。

需求的层次

马斯洛的自我实现模型描述了可以激励人们的两组需求。这种层次包括了四个阶段的 D 需求（或者说缺陷需求），以及一个 B 需求（即自我实现的需求）。D 需求的阶段 1 至阶段 4 分别为生理需求（氧气、食物、水等）；安全需求（保护自己

不受伤害）；归属需求（爱、感情，与他人的一致性）；B 需求
是自尊需求（从真实的成就中获得的自尊和自信）。

一旦缺陷需求得到满足后，根据理论，人们就会进一步到
第 5 个阶段，即完成自我实现：是一种意识到自己内在潜能、
能力及天赋的过程。值得注意的是，人们需求层次的提高，往
往是不自觉的，不会像我们小时候为了获得童子军奖章而努
力。自我实现和道家很类似，一切都是自然而然发生的。

马斯洛非常重视这个观点，他特地指出，道家中有一些
内容是专门解释在自我实现的状态中**欲望和选择**为何是矛盾
的以及如何体现。他反复强调，为了自我实现去奋斗反而会
阻碍这个进程。为了自我实现而采取有目的的行动就好比强
迫你自己平静下来：你越是努力劝自己，你反而会越焦虑。
或者，用矛盾性的激励效应来打比方，原本应该是非常自然
的行为，如果一定要给予主观上的特别关注，反而会对其结
果造成不良影响。

相反地，如果不是为了要得到物质回报、观众的赞
许，或者为尽自己的义务，只是为了单纯的快乐而去做某件
事——类似于儿童无意识地去玩一样新玩具或培养了一个新
的爱好——这会使自我实现的过程变得很快。婴儿收到礼物
的时候，他往往会对包装更感兴趣，而不是礼物本身。婴儿
对于是什么使自己感到快乐并不知晓；他只是单纯地享受这
件礼物，而不会像大人一样对礼物的内容有所期许。类似地，

根据马斯洛的理论，音乐家做音乐是出自内心的召唤；作家写作也是出于相同原因；父母抚养孩子所付出的爱和精力也是不求回报的。

自我实现的障碍

如果我们仔细看马斯洛的需求层次理论，这两种行为过程的障碍——缺乏安全感和对自我认知的恐惧——就能很清楚地知道，为何这么多婴儿潮一代在职业生涯开始的时候顺风顺水，但却在达到顶峰时会遭遇精疲力竭症。我们先来看一下心理上的安全感，似乎很难相信父母的溺爱会导致孩子对自身的能力感到怀疑，但这的确是事实。如果父母常常对孩子的表现提出严格要求，那孩子也比较容易缺乏心理安全感。

我接触过的许多精疲力竭症的病人都表示，他们出现这种情况可能是天生的。借助他人的力量或自己天生的容貌来获得财富与嘉奖，并无法满足自尊或者相信自己有足够能力。社会比较理论表明了我们只有通过和自己的同伴们比较，才能知道自己的水平。如果一个孩子的父亲比其他人的父亲要优秀，这并不会改变这个孩子对自己的看法，而这只有他通过和自己竞争的孩子相比较而了解。

类似地，给一个人设定人生轨迹，为他指明方向，或者向他表达对其能力的期待，都会影响到自我实现的完成。看看玛丽·凯瑟琳·贝特森（Mary Catherine Bateson）是如何评价为别人制定目标的：

> 为年轻人设定的成功生活的范例是早期的决定和责任之一……是一种单一的人生轨迹，暗示我们紧盯目标……以上这些设定对历史上大部分的成功人物都不适用，而且在现代社会中也非常不合适。**过于清晰的目标会让人看不清未来**。

如果你知道贝特森的父母是谁，你或许就会理解为什么她如此关注那些被强加了很多人生目标的孩子。她的父母都是世界闻名的人类学家：玛格丽特·米德（Margaret Mead）和格雷戈里·贝特森（Gregory Bateson）。尽管他们的女儿也从事了相同的职业（她是一名人类学教授，并出版了几本备受好评的书），毫无疑问，年轻的玛丽·凯瑟琳也感受到了这种不言而喻的人生指示，要和父母一样从事人类学。

作为专家的子女，继承了他们的 DNA，自然就会被寄予厚望要实现自己的潜能。这样明确的暗示，可能让你无法做到像道家和研究自我实现的心理学家所说的那样保持心胸开阔，而这对你的成长过程和在追求中取得快乐非常重要。

拥有良好的职业开端的人，却在追求职业目标时似乎无法达到自己的能力值，这其中有一个主要原因：我们追求自由的意志，往往会取代想要获得成就的意愿。实际上，我们的内心是拒绝那些非自由意志的——心理学家称之为心理反应——近几十年来一直都是实验研究的主要课题。

这里有一个关于心理反应的简单例子。假设有一位母亲要求孩子"当妈妈在厨房时，你要表现得像一个好孩子"，她在离开房间之前说："除了巴尼（Barney，来自动画片，为紫色恐龙），你可以玩玩具箱里的任何玩具。"那这个小女孩会觉得被强加了约束感，阻碍了她的行为自由，这可能导致她立刻奔向那只紫色恐龙。

孩子拒绝遵从父母的方向性指令只是心理反应的冰山一角。有利的心理反应可以在两个方面产生作用：一种是移除获得成功道路上的障碍，让成功不再变得具有挑战性，具有优势的开端会压抑人的潜能。相反地，当一个人的天生优势变成了方向性的指令，要去挖掘自己的潜能（"你知道你有这么高的智商是多么幸运吗？你要是不用在学习上，这简直是一种罪过"），这种压力会压抑自由意志的表现，影响学习或工作。

我曾经共事过的人中，有些已经毁掉了他们所谓的天生优势，不愿再忍受这些天生优势所强加在他们身上的心理反应。正如那个情绪脆弱的模特服用改变情绪的药物，幻想着划破自己的脸就可以将自己从美貌的"约束"中解放出来。有一位患者的父母都是音乐家，而她却一天抽两包烟，想毁掉自己美妙的嗓音。

我还有一个患者，是一位彬彬有礼的男士，他的父母都是两星级的将军，而他却在预备队服役的第一天就攻击了他的军官。当他的父亲打电话给指挥官摆平这件事后，这位年轻人还向指挥官的脸上吐口水，质问他"为什么管我的事"。他做到了想要做的一切，只是这似乎不符合他的家庭背景。

能够感受到自由是自身利益中很重要的一部分，尤其是对自尊而言。作为成人，我们所需要的自由不是像孩子一般无忧无虑地玩耍，而是自由地去经历和追求能让心灵得到满足的事物。如果别人都漫无目标而你遵从内心的意愿，那么你就更有可能实现目标。但是你比同辈更成熟通常也需要付出可怕的代价。太过清晰的目标和过于轻易的得手，会让你在很多事上迷失方向，包括失去更为充实和快乐的生活。成功最为痛苦的矛盾之一就是那些很有竞争力的人往往会忽视他们内心真实的声音，因为这些目标很早就强加给了他们，而不是来源于内心的想法。

贝特森认为早期决定和承诺会阻碍马斯洛认为是自我实现的关键要素：自知之明。如果你曾经跟一个优等生性格的人相处过，他凡事都要力争上游，你就会明白对目标的追求是如何阻碍一个人去理解他究竟想要的是什么——或者要逃离的是什么。德国有一句谚语："如果没跑在正确的道路上，那跑得再快又有什么用呢？"

"肖恩（Sean）"是我的患者中最上进的人了。他通过所谓长江后浪推前浪的方式，在帮助企业重建方面取得很大的成功（"请叫我底层之王"，他会这么说）。肖恩有很多好的点子，包括早在巴诺书店（Barnes & Noble）和星巴克（Starbucks）合作前，他就已经想到将咖啡馆和书店结合起来。但是每到周末，肖恩却过得非常糟糕。尽管他拥有三辆进口车、两栋度假别墅，以及令约翰·高蒂（John Gotti）都自愧不如的衣橱，但是他的每个夜晚都很空虚，大部分时间他是一个人度过的。在那些难得的自我反思时间里，他终于感觉到对工作的过分投入阻碍了他人际关系的发展。但由于追求成功的概念在他的脑海中根深蒂固，他选择忽视自己对于创建人际关系的需求，认为"船到桥头自然直"。

肖恩会选择到我这里来接受治疗，是源于他的一个表姐认为"一个四十八岁的男人不应再和母亲住在一起"，而肖恩目前就是。不幸的是，当我建议肖恩要赶快反思一下自己对待工作以及母亲的态度时，他却一脸讽刺地对我说："你知道爱尔兰人是如何对待圣母、爱尔兰威士忌和救火的吗。我救火是为了不让这些有价值的企业无谓地消失，而其他两件事目前对我是无关紧要的。"

鉴于他这般辩解，大约三个月后当我得知肖恩已经沉迷于心理治疗时，我感到十分惊讶，尽管他看起来精神变好了。并且在谈论到之前过于沉迷于工作的问题时，他表现得非常开心。有几次他还跟我们描述他母亲是如何告诉他："儿子，我们是住在小屋里的平凡的爱尔兰人，不是那种住在贝肯山（Beacon Hill，波士顿的某个地区）上的贵族。你一定要做让我们感到骄傲的事，让自己走出这片街区。"

肖恩还谈道，在他的人生价值得以实现之前，他的母亲就得了老年痴呆症，这使他感到很痛苦。然而只有一次，在我们刚刚相识时，肖恩曾经提到过他去世已久的父亲对他打曲棍球甚至闹事的哥哥们似乎更为偏爱，而不是用功读书的他。

考虑到肖恩是一个非常聪明的人，在和他接触六个多月后，我觉得要让他充分意识到自己成功的动力几乎是不可能的。我决定是时候迫使他讲一讲对父亲感到很生气的事。我的假设是，如果肖恩拒绝讨论为何和哥哥们相比父亲更看不起他，那么他永远也无法明白是什么力量在推动自己追求成功，而不是遵从内心真实的意愿。为了抵消从父亲对自己"书虫行为"的负面评价中形成的自我厌恶，肖恩花了30年时间来证明他不是一个懦夫。

之后肖恩又花了18个月进行了艰难的心理治疗，只因一个出血的溃疡让他相信是时候需要改变了。但也就是从那时起，肖恩不再是我的病人了。现在我可以很高兴地说，他已经离开了公司，住到了自己的度假别墅里，希望"成为下一个弗兰克·麦考特（Frank McCourt）"。

根据马斯洛理论，"许多心理疾病的主要原因都是对自我了解的恐惧——一个人的情绪、欲望、记忆力、能力、潜力和命运等",并且,"这种恐惧具有防御性……是出于对自尊和自爱的保护,也是对自己的尊重。我们会不自觉地对任何能导致看不起自己或者觉得低人一等的认知感到恐惧"。肖恩一直在压抑自己对父亲的不满,因为害怕这种情绪会吞噬他。结果,在成年生活的大部分时间里,他忽略了一个事实,即自己没有遵从内心真实的意愿。只有通过这个艰难的心理治疗,他才获得了心理安全感,并开始追求自我实现的目标。

在我们即将结束关于自我实现的讨论前,在马斯洛需求的第 5 个层次——高峰体验和职业成功之间划分出明显的界线是很重要的。如同肖恩一样,成功会阻碍自我实现,这是常有的事。除此之外,弗洛伊德也说过,对成功有意识会削弱我们认识自己内在潜力和天赋的能力。根据马斯洛理论,当一个人在追求成功或是被认为有成功的潜力时,由此产生的自我认知会导致非常糟糕的结果:"发现自己有某项天赋确实使人兴奋,但同时它也会带来对于危险和责任感的恐惧,以及……忍受孤独。责任感可以看作一种让人尽可能逃避的重担。"

治疗的第一步

有没有什么方法可以让人不再被成功的负担和责任所折磨,与此同时开始自我实现呢?答案是肯定的,但是过程并不简单。马斯洛将完成自我实现的人称为正在生活,而不是准备去生活的。一个心理健康的人在成长过程中，每一步都是很自然的，并且拥有更多的主观满足感。用道家的话说，这就是自然的道路，将自己置身于自然的变化中，而万物的平衡则不受干扰。你是系统中的一部分，而非宇宙的主宰，你知道这点的时候，难免会感到很沮丧。

在与精疲力竭症的病人接触过程中，参考弗洛伊德的理论是很有帮助的。他认为，"对自己完全坦诚是一个人所能做的最大的努力"。大部分职场人士——特别是婴儿潮一代——需要承认他们早期不顾一切代价要获得成功的决定和承诺是一个巨大的错误。要明白心理负担是由于出色的表现只能带来物质回报而非心理上的满足感而造成的。在此之后，才会慢慢接近自我实现的过程。这种治疗的困难之处在于它和"如果感觉好，就去做"这样的理论是相反的。

我建议作为治疗精疲力竭症的第一步，要勇于直面心理上的弱点，不必再去自责。那些活在他人眼光中的人们，只有了解了达到目标并不能改变现有的生活之后，他们才能尽情享受高峰体验。

> 雄心是人们心中巨大的激情，无论得到多少成就也无法满足。
>
> ——尼科洛·马基雅维里（Niccoló Machiavelli）

关于雄心壮志

我们之前讨论的内容可能会让你觉得：雄心勃勃地追求成功在心理上并不健康。还是让事实来说话吧。把一个人的注意力集中在目标上，这对其心理健康至关重要。把适应与不适应的野心之水搅浑的是结果与方法的区别。如果你的志向来源于内在原因——那你所做的就能提高自我效能和自尊——这个动力就是健康的。正如马基雅维里所说，如果你只是为了钱，这个志向会将你带到永远无法满足的地步。

马斯洛从未直接强调过这个问题，不过我相信他要是还在世的话，应该会支持我的理论。可能说起来很不好意思，作为成年人，我们有时候追求的与孩子的高峰体验无异。作为成年人，我们常常需要把我们自我实现的动力与帮助他人（特别是家庭）的需要结合起来，满足他们的基本需要——是很天真的。每一个扮演提供者的角色的人都拒绝过那种缺乏抱负的奢侈生活。

为什么雄心会有这么多的言外之意，原因很复杂；最大的可能就是我们常常将它与自我扩张和冷冰冰的物质主义结合起来。无论如何，重燃斗志的关键在于如何健康地展现自己的雄心，这是非常重要的。

RECLAIMING
THE FIRE

第四章　得不偿失的复仇：
　　　　伤害自己，是为报复谁？

成就，是努力的结局和厌恶的开始。

——安布罗斯·比尔斯

《魔鬼辞典》

安布罗斯·比尔斯是世界上最可爱，也是最无药可救的悲观主义者之一，他对成就的控诉大多数是正确的。无疑，成就可以带来尊严，然而当成就变成了强加在身上的结果而非过程时，很多即将取得成功的人掉下了——或者更准确地说——跳下了成功的阶梯。这种现象对情绪的负面影响极为深远。当人们感觉到自己整个人都在被他人设定的目标支配时，就会产生很强的对立情绪，甚至暴力倾向。

努力激励他人成功的行为可能带来强烈的逆反，这种观念并不符合美国人所信仰的精神。很多人都认为资本主义文化的根源可以追溯到清教徒的自力更生的精神。这个观点相对积极的一面体现于本杰明·富兰克林的《穷查理年鉴》（*Poor Richard's Almanack*），这是一本关于如何通过付出努力、坚持和个人动力来获取成功和财富（这两者总是不自觉联系在一起）的格言集。

在富兰克林出版这本书大约一百年后，哈罗修·阿尔杰也出版了一本中篇小说，这两本书共同奠定了自力更生的工作伦理的基础。阿尔杰通过冒险故事中的角色比如衣衫褴褛的迪克（Ragged Dick）和擦鞋童汤姆（Tattered Tom）从一穷二白到腰缠万贯的故事，向我们传达了一个简明扼要的信息：无论你出身于什么样的家庭，总是能通过努力工作和虔诚生活来提升自己。

不幸的是，这些书还展现了一些不公平的内容。被富兰克林和阿尔杰完全抛在脑后的是，特定情况下在提升自我的过程中引发的一些心理问题。比如，阿尔杰很热衷描写汤姆和迪克对生活中的每个机会都会努力争取，然而像西莫斯（Seamus）、莫迪凯（Mordecai）和李孙勇（Sun-Yung Lee）这些移民之子，他们对职业成功的渴望很少能使他们得到情感上的满足。类似地，那些因为不敢违抗父母的期望和要求而攀登到职业巅峰的人，往往会付出心理代价。

毫无疑问，富兰克林和阿尔杰都认为他们的书可以激励人们为成功而奋斗。但是他们的作品时常被用作戳刺牲畜的尖物，而不是牧羊杖。当"取得成就"不再是一种鼓励，而是一种胁迫时，奋斗的过程都带有几分怨恨和耻辱。

自力更生的工作伦理中很少有关于虐待的内容。当人们的压力达到极限时，他们更倾向于因果报应理论，即通常所说的"以眼还眼，以牙还牙"。相对于受到羞辱，产生复仇的念头不会使人感到痛苦。当自尊心受到压制时，所谓的"眼"和"牙"并不能使你的复仇欲望得到满足。你的羞耻心往往来得更强烈，难以控制。

相比成人来说，对孩子提出成功的要求会带来更大的伤害。成年人知道自己职业生涯已经大致定型，努力工作在很大程度上是为了保证自己的收入。但是当一个孩子被父母逼迫着努力学习，其心理难免遭到破坏性的伤害。

学习成绩不理想

在我刚开始工作的时候，有 1/3 左右的实习对象是那些成功人士的孩子，他们都遭受了儿童版精疲力竭症的折磨。他们的痛苦来源——基本上是因为没有能够达到父母的要求："拿到 A 让爸爸妈妈感到开心"——也通常被称为学习成绩不理想。这些孩子都被认为有着远超他们实际表现的学习潜力，但其中有两个主要的原因导致他们的学习成绩不够好：对社会谴责的恐惧和愤怒。

对于青春期前的孩子或者青少年来说，被贴上书呆子或者老师的宠儿之类的标签，是最令人羞愧的事情。因为表现得不够酷而被同伴排斥，会让心理本就脆弱的青少年采取极端暴力的行为。例如，科罗拉多州科伦拜恩高中的四年级学生埃里克·哈里森（Eric Harris）和迪伦·克莱波尔德（Dylan Klebold）制造的一起血腥屠杀事件。如果被同伴认为是"天才"，或者"假装博闻多识的讨厌鬼"，那么为了防止受诋毁和孤立，这些聪明的孩子就会无法发挥出自己的才能。

学习成绩不理想最常见的原因是渴望逃避社会给他们的烙印，尽力避免因为优秀的考试成绩和老师的宠爱而在同伴中显得过于出挑。有人甚至通过逃课和扮演搞笑的角色来避免自己被他人孤立。但是这种想法会不断地挑战一个人的底线，最终还是影响到了学习。

另一个导致学习成绩不理想的原因虽然不如之前一个明显，但是也比较为人熟知，就是对父母的愤怒。从孩子的角度看，父母总是不断督促他们成功。如果一个孩子感到家长只是为了自己的利益而催促他变得更优秀，插手他的生活，为他指明方向，或者用 DNA 来证明他的潜力，那么他很有可能被激怒。心理学家对一些学习成绩不理想的人群进行了分析，结果表明，如果父母对孩子成功的回应只是"我知道你可以做到的"或者"我早就告诉过你了"这样的话，会迫使孩子更快地破坏他的学习潜能。这种有伤尊严的评论传达了多种信息，每种信息都能激起孩子的愤怒。

在某种意义上，"我早就告诉你了"给孩子传达的信息是："是我们帮助了你，你才取得成功的。"而另一层的含义则将孩子出色的表现变成了某种惩罚：如果你没达到预期要求，那你就完了，因为它反映出你的学习态度很差；如果你达到了要求，那你也完了，因为你的成功都是别人告诉你该怎么做的，这些都来自于外在因素而非自身能力。

适当地教导孩子听父母的话其实也是需要的，但是明智的家长会在要求孩子服从的同时也会对他们的成功给予心理上的表扬。如果孩子默认以父母的行为做标准，而他愿意这样选择是出于良好的判断、道德，以及智力，也可以帮孩子挽回一些面子。然而很多家长都忽视了孩子不顾一切对存在感和自尊心的追求。父母不断地告知孩子会取得成功，希望他们听话，这样只会让孩子意识到自己只是家长的人质、工具，或者傀儡。这样的家长无意中也在孩子心中埋下了很深的怨恨，而孩子们之所以听话，想要的只不过是父母的认同和关爱。

汽车保险杠上的贴纸

生活中一个最令人感到心理满足的经历是：觉得自己好

像掌控了全世界，心理学家将这种感觉称为自我效能。自我效能给人的感觉在心理和生理上都有很多益处：它们可以提升学业表现，增强社交技巧，还能预防大部分的疾病，包括普通的感冒甚至抑郁症等。相反地，如果无法感受到自我效能——就好比你是一个提线木偶，有人拉着绳子在操纵你——则容易引起一系列问题。实际上，很多人都知道，失控或"无助"的感觉就是大部分非生理原因的抑郁症的最主要的病因。

学习成绩不理想的孩子经常故意表现不佳，因为他相信"适当的"表现——某种程度上可以带领你走向成功——还是会让他处于父母的控制之中。那些并没有社交困扰的孩子也会故意表现不佳，而他们只是为了感受自我。然而想要获得父母关注的孩子，通过表面的自欺或行为，很快就发现，伤害自己最容易获得回报，如果父母在乎的话。

过分期待孩子实现自己愿望的父母会因为孩子成绩不佳而给他们请家教、上补习班，或者是进行物质贿赂。一旦这种模式形成的话，这些孩子就会和父母发生角色互换：曾经受压迫的孩子现在变成了父母的操纵者，而父母则被孩子牵着走。

如今许多孩子都选择通过使自己失败的行为来获取控制权，主要原因在于他们自恋的父母过于期待一个成功的孩子能够带给自己的回报，恨不得把"我的孩子是优等生"的贴纸贴在汽车保险杠上。然而，有时候孩子无法扭转局势，而只能默默地继续寻求控制权。当这种情况出现时，就会引起比较严重的问题。

小爱因斯坦的复仇

"亚当"（Adam）是我之前的一个病人，他来自波士顿的郊区，在一个富裕但也十分正统的犹太家庭中长大，家中还有一个大他 6 岁的姐姐。亚当的生活受到非常刻板的教条约束，包括严格遵守安息日习俗、饮食习惯，以及禁止与非犹太裔的女性交往。尽管他的家庭有浓厚的犹太文化和宗教性规矩，但在亚当的家里，没有什么是比取得成功更神圣的事了。亚当的父母都受过高等教育；他的姐姐是一个全 A 生，并且作为优秀学生代表从哥伦比亚大学毕业。自从亚当进入幼儿园开始，学业上的成功对他来说是最基本的底线。他命中注定要成为一名学者，并在所研究的领域中出人头地。

亚当的父亲经营着一家非常赚钱的珠宝公司，亚当小时候基本没有时间和他待在一起。除了像亚当讲的"成百上千万的生意"之外，他的父亲从周日到周五都沉浸在与工作相关的事情中。星期六则是在祈祷和沉思中度过，或者与亲朋好友讨论《圣经》的内容。根据亚当的回忆，唯一能打断他父亲的就是他考试没有得 A。他说："上帝保佑了我，让我的学习成绩达到了他的预期。如果我没能表现得像他的'小爱因斯坦',我可以预料到接下来的一个星期都会在每天两小时的说教中度过。幸运的是,我以优秀学生的身份从哈佛毕业,并继续在那里读 MBA。所有事看起来都不成问题。"

在完成研究生学业后,亚当与一位高中就相识的东正教女孩结了婚,并去了瑞士工作,在那里他从事国际银行方面的工作。但是他说,在他内心深处,却始终心系珠宝行业,三年不到他就回到了马萨诸塞州和父亲一同工作。我后来得知,亚当第一次离开美国或许是想从与他父亲的不健康的关系中逃离出来。然而,正如心理上不协调关系的例子一样,一方或双方逐渐认识到,与其两个人在一起共同努力,还不如其中一个人离开。

回到波士顿后,亚当立刻在父亲的公司被委以总裁和首席执行官的职位;在具体业务中,他要监管这些价值百万的宝石的采购、销售,以及终端的零售。这份工作本应使亚当的生活更加舒适,但是他最需要的并不是金钱:利用父母和岳父岳母(实际比他父母更富有)的资源,亚当和他的太太买了豪华的房子,开始抚养小孩,更加积极地参与家族事务。他的生活看起来非常完美,直到有一天,波士顿的警察前来逮捕亚当,指控他在黑市上交易偷来的钻石。

在审讯亚当时,警察表示已经调查他两年多了。他们有音频和视频证据表明亚当从不正当的渠道大量购买裸钻和其他宝石。在律师的建议下，他一开始声称没有犯罪，但很快就认罪了，被判了巨额罚款以及五年的缓刑，不用坐牢。当他从这摊法律的泥潭中走出来后，立刻向我寻求心理治疗。

在亚当的案子中最令人震惊的是，尽管他可以从钻石的非法交易中获利近一百万美元，但他一分钱都没有花，所有的钱都存在海外账户中。并且，亚当几乎没有在自己身上花过什么钱。他是个谦卑的、顾家的男人，只有一件事除外——量身定制服装——但是用他在父亲公司领的 25 万美元的年薪应付起来绰绰有余。既然亚当已经有了足够生活的钱，那到底是什么原因驱使他犯罪？他值得冒险用自己的未来换取金钱吗？

我认为，亚当在我们第一次治疗的谈话中对我坦白的问题做出反应时就已经回答了这些问题："什么促使你来到这里？"他说："我想我已经杀了我父亲。我知道我毁掉了我的母亲、姐姐、妻子、嫡亲和儿子；因为我的所作所为，我给家族抹了黑，但是这不是我如此抑郁的原因。现在我生命中最大的问题是事实上我杀了我的父亲。"他将"杀"这个词用了两次，我差点就当真了，而事实上他的父亲还健在并帮他支付了心理治疗费用。但是在这种情况下，他反复用这个词告诉我其中一定还有更深的含义。

在心理治疗中，通常认为动作倒错——即说错话，或者其他感官或表达等的错误——可以表明一个人内心的潜在愿望、想法、动机等。比如说，一个男人一直隐瞒着自己的婚外情，在他换天花板上的灯泡时，让妻子帮忙拿东西，会说成"亲爱的，能帮我拿下爱人（Lover）吗"，而其实想说的是"帮我拿下梯子（Ladder，音近似 Lover）"。亚当说自己的犯罪行为"杀"了他父亲——一点都不觉得羞耻、不尊重、丢脸、受辱等等——这种说法听起来好像是不经意间说出的，但它在心理上却有十分重要的意义。

另外还有一件事让我相信，亚当这种弗洛伊德式的口误有更深层的含义：当我看到亚当时，我注意到他的态度很明显的就是"过度控制"。你知道有的人会习惯性地微笑和点头，马上就会让人觉得有礼貌并且平易近人？亚当就是这类人。尽管他大声向你问好，"您好！您好！拥抱我！"还带着手势和肢体动作，但是他脸上的表情告诉我他其实很生气。

我曾经认为，亚当愤怒是因为他的官司。但当我听到他说使他最压抑的是他的犯罪行为——"杀"了他父亲，我就明白了，亚当相信自己不应为自己的行为负责，他责怪的只是他的父亲。

没有什么陷阱比你为自己设下的陷阱更致命。

——雷蒙德·钱德勒

再有一次这样的胜利，我们就完了。

——皮拉斯（Pirrhus），伊庇鲁斯国王

伪装成自我毁灭的复仇

我治疗过的很多人都因为各种原因想毁掉自己的专业成就，但是最后我都可以理解他们，因为人也有适应性。有的人出现自毁行为是想让自己脱离已经逐渐绝望的职业轨迹。但还有一些人，比如亚当，受过更深的心理创伤，会诉诸一种我称为"皮拉斯复仇"（Pyrrhic Revenge）的行为。简单来说，皮拉斯复仇是一种通过伤害自己或自己的事业来惩罚他人的行为策略。进行皮拉斯复仇的人通常针对的是过去所受到的虐待，他们具有马基雅维利《君主论》里的政治天赋：他们的行为看上去并不像是复仇，但其实是。

尽管他们的人生见识和适应力都来自于自毁行为，但进行皮拉斯复仇的人承受着巨大的心理痛苦。当一个寻求复仇的人走到亚当这一步来掩饰自己的真实意图时，最大的问题已经不是支离破碎的职业生涯了，而是应该如何处理自己的愤怒从而不被焦虑拖垮。

皮拉斯复仇是一种手段，使不光彩的侵害或者敌对的意图能为人所知。皮拉斯复仇者可以说自己是好人，只是受了误导、误解，或压力使然。这一点对于理解皮拉斯复仇的动机非常重要，也能帮助我们理解是什么让人们从自欺欺人的困境中解脱出来，而这很容易导致精疲力竭症。只要人们无法或不愿意面对自己的愤怒或负面情绪，那他们就无法体会到心理上的满足感。

　　我们身边这样的例子并不少见，他们在取得成就之后却用自己的行为疏远了自己所爱的人，让他们难堪，同时也赔上了自己赖以为生的职业。没有两个案例是完全一样的，我接触的自毁前途的人也并不是都认为自己的行为是有意为之或带有复仇色彩，但是有时真的如同法律所说，事实不言自明，真相终会展露出来。

　　在 1998 年的《福布斯》明星调查报告中，理查德·贝哈尔（Richard Behar）发表了一份关于丹尼斯·赫利维尔（Dennis Helliwell）的揭秘报告，他将其称为"华尔街的汉尼拔：金钱至上的食人魔，吞噬了自己所爱的人"。根据贝哈尔的描述，赫利维尔已经运营一个庞氏骗局 11 年，比查尔斯·庞齐（charles Ponzi）运营这个以他名字命名的骗局还要长 10 年零 4 个月。赫利维尔通过向大约 50 名投资者承诺从他在海丰银行（Marine Midland Bank）所管理的基金中（其实是他自己的支票账户）可以获得高额回报，从而募集到了大约 500 万美元。然而与众多的欺骗想迅速暴富的天真投资者的哪些白领罪犯不同，赫利维尔最臭名昭著的一点是他只向自己最亲近的朋友和家人下手。在案发之前，他已经将弟媳的积蓄骗取一空，从他的嫡亲那边骗了将近 100 万美元，甚至从他的好朋友，也是他一个女儿的教父那里骗到了 66.7 万美元。

　　当《福布斯》杂志的贝哈尔找到我，问我是否能够分析赫利维尔向亲近的人施虐的行为。尽管我从未见过这个人，但我觉得不妨一试。虽然只凭贝哈尔的报告无法诊断，我还是非常肯定他这种行为的根源和之前的那位亚当很相似。在我看来，亚当的皮拉斯复仇与赫利维尔的庞氏骗局中最大的区别在于，导致赫利维尔犯罪的原因可能是他有补偿性复仇的需求——他感到自己在人生某些时刻被别人看轻，于是就想让人们付出残酷的代价。

　　白领犯罪通常利用成功或者骗局来掩饰他们自我概念中的消极部分。伴随着这种情绪长大的人容易产生自我毁灭的行为，他们引诱他人进入自己的生活以惩罚他们犯的错。简单来说，这种策略可以收到效果，但从长远角度看得不偿失，比如你的爱人鄙视你，再多的成功也无法抚慰这种挫败感。

　　在一个单纯由利益驱使的诈骗中，罪犯会设置一个幌子，引诱人们上钩，一旦完成了"财务谋杀"他就会抽身离开。诈骗者的目标是金钱，一旦得手，绝不会在原地徘徊。但是自我毁灭型的白领犯罪者会尽可能地待在原地等待着这样的结局："你曾经待我这么差，谎称关心我，但我一直都知道事实。看看现在谁才是傻瓜？"这种类型的白领犯罪者很少会对陌生人下手，他们只用非法骗局来引诱和惩罚和自己关系亲密的人。"我过得不好，也不能让你好。"

　　再重申一下，实际上我并不能确定赫利维尔的犯罪动机和亚当的事例或者刚才讲的内容是否能够相提并论。但如果赫利维尔不是出于伤害最亲密的人的目的，那他为何不将网撒向更广的人群呢？类似地，他为什么不在骗取到足够的钱后就去比米尼群岛（Bimini，度假胜地）避避风头，在那里过上奢侈的后半生？他的行为似乎都是直接向亲朋好友施加心理上的压迫，而非单纯追求物质的满足或者享乐的欲望。

西西弗成就

尽管很难将亚当的这类心理问题归结于单纯的某一种原因，但众所周知的是，他那要求严苛的父母阻碍了其自尊心的健康发展。心理学家将这种妨碍自尊心形成的主要干扰称作功能性自恋问题，因为受此影响的人都会通过装成自己是值得尊重和赞扬的人来弥补感情上的不足。这其实是一种两头不讨好的心理防御方式：假设你越担心你欺骗了别人，相对的……你骗自己的也越多。

我认为，亚当从父母那边接收到的信息使他产生了一种自恋型障碍症，因为他无法达到父亲的期望，从而最后不能达到心理上的满足。从某个角度来说，他父亲对他的评价——"我的小爱因斯坦"——可以看作理想化的期待。然而，通过"小"和"我的"这两个词可以看出，亚当的父亲关心的只是他自身的自恋需求以及他的儿子满足这种需求的能力。

亚当从未觉得他的努力是为自己，而都是为了满足父亲的自尊心:"为了我，你要好好表现，证明我们家族的优秀血统；这是我爱你的条件。"亚当的苦恼在于他始终无法产生自我认可的感觉，因为他也从没觉得父亲重视他的感受比自己更多。有一个这样的成长历程，几乎是无法从达成目标中获取到心理满足感的。

然而，真正使亚当心灰意冷的是父亲对他的贬低。只要有一点点没有达到父亲的要求，亚当就会被父亲责骂，而亚当自我的价值评估全赖于父亲的评价。一张 A- 的成绩单就会成为责骂的导火索。尽管有些人指出，正是父亲的这种要求，才让亚当有动力进入常春藤名校，但试问，一个战舰上的奴隶，会感谢每天鞭打他的监工让他看到大千世界吗? 从小就在父母不断变化的要求和贬低中长大的孩子，会穷其一生来摆脱这种负面情绪。像亚当这类人，生来有着极高的智商和坚忍的意志，向着自私的父母为他们设定的目标而苦苦奋斗的例子，这是一种应对策略，这能维持几十年。不幸的是，这种做法只能提供两种症状的治疗方法，却无法从根本上解决问题。

一方面，默默接受并顺从父母自恋需求的孩子会在满足父母的需求和成为父母自恋的资本时才能感到放松。实际上，亚当的父亲说过，"你取得成就，我就会高兴"。而亚当也是这么做的。亚当的成就让自己的内在体验到满足感了吗? 当成功的目标是让父亲满意，他们自己的感受如何？这种情况发生得多了，孩子就会觉得自己是被利用、被操控、被剥夺人性的。

在成为父母自恋资本的情况下，只有一种结果是比较正面的：真实的成功能确保自己受到赞扬、奖赏、回报以及同伴的欢呼，还有其他各种形式的奉承，这些能让他们短暂地感受到自尊心得到满足。但时间久了，在父母自恋资本阴影下长大的人会对赞扬带来的解脱产生渴望，就像他们对鞭策他们获得成功的人所持的一种愤怒一样。

在我看来，他们被自恋问题所折磨的情况，与中国明朝时期那些底座上有个洞的花瓶无异。这个人努力想实现这个无价值的目标，花瓶还是不能发挥作用，因为它被毁了。水会从底下流走，花也无法存活。

作为父母自恋资本的孩子因为实现了父母的愿望而获得成功，我将这种成就比喻成西西弗的成就。西西弗的成就意味着，在达到目的后，自尊心中的"失败"部分又会重新出现；聚光灯熄灭，上坡路又再次出现在眼前。这种情况只是由于无法满足自恋父母们贪婪的需求而造成的。成功后没有庆祝，没有享受荣耀，也没有赞扬，有的只是"我还需要更多"，意味着"你所给我的还远远不够"。

皮拉斯复仇策略

遇到亚当这个案例，我很幸运：他接受并且研究了我对他个人情况的解读。很快我们就能坐下来就他的自毁行为和"杀"他父亲的想法之间的关联进行讨论，他也很快就回忆起并描述了当父亲"不公平地"责备他，用"既死板又固执，且毫无人性的"方式对待他的时候，他所感受到的愤怒。不久亚当就承认在他非法交易钻石之前，他就已经有所察觉，一旦自己的犯罪行为被发现，会对父亲造成空前巨大的打击。在治疗即将结束时，亚当是这么说的："我猜，在与魔鬼共舞的这些天里，我给父亲传递的信息是，'爸爸，我希望这件事伤害你比伤害我更多；我相信既然你爱你的事业比爱我更多，那么现在我从我的痛苦中解脱出来了，而你还没有'。"

这就是弗洛伊德认为被成功压垮的人和进行皮拉斯复仇的人之间最主要的区别。皮拉斯复仇最终会给这些有自毁倾向的人提供机会，从满足父母自恋需求的成就中获得哪怕一点点的快乐，尽管它有可能是不正当的。

我接触过的每一位白领罪犯的行为，都使我相信他们并不是出于金钱目的：作为一个人，他们守候在犯罪现场周围，确保自己会被抓住，而且被捕时会感到如释重负。我曾经治疗过的一位内部交易者，是一位在 20 世纪 80 年代引起全国关注的人，他告诉前来逮捕他的 FBI 探员："我一直在等你们。"没有自我保护意识，没有隐瞒，也没有否认自己的错误行为，是参与皮拉斯复仇的人群（他们绝大部分都是男性）的显著特点。在我看来，在犯罪中被逮捕，等于打破了他们的金手铐和困扰他们数十年的西西弗循环。实际上，这种对成功的追求只是用来证明自己是最出色或最优秀的，而停下脚步后，未来其实还有很多类似的机会，比如成为学者或公益信托的管理人等。

当成功让一个人意识到他所获取的成就并无法使自恋的伤口愈合，他的愤怒就需要得到宣泄。通常，皮拉斯复仇似乎是最便捷的选择。如果一个人是自发地追求成功，那么在成功之后，他没有必要只是为了向别人施加痛苦而毁掉这一切，但是只为满足别人的自恋需求而成功的人就有了充分的理由。因为皮拉斯复仇可以有效地否定自恋的父母们的贪婪的需求，同时并未表现出明显的侵略性，许多受困于追求成功的人都用这种方式来处理自己精疲力竭的症状。

RECLAIMING
THE FIRE

第五章　成功者需要女性思维

为什么女性不能更像男性一些呢？

——阿兰·杰·莱纳

《窈窕淑女》

　　因为她们一生都在应对人际关系，这也是女性直觉真正的意义所在，女性对于任何团体或组织都能做出独特的贡献，我认为是她们自身决定是否展现出这种意识，而这恰好是男性在他们的教育中很少能体现出来的。

——玛格丽特·米德

　　在我成为一名临床心理学家之前，令我着迷的是社会心理学——研究群体、制度、文化的发展，以及这个集合体如何影响个人的精神生活与人际交往行为。而这个领域最使我感兴趣的就是，只需对其所处的环境和日常交往的人稍作变化，这些所谓的人类行为法则都能被轻易改变。

举例来说，毫无疑问，"鸟以类聚"这一行为规则，无论对鸟类还是人类都是适用的。这种情况在任何一所高中的餐厅里都很常见，喜欢运动的人总是一起吃饭，成绩好的人也总是聚集在一起。而这种现象在美国移民中的表现更为明显。因移民潮而产生的社区很快被重新命名为"小哈瓦那""小奥德萨"之类，反映了移民如何成功地再现他们出生地的本质特征。但是"人以群分"的法则也有一定的局限性。从积极的一面来看，它增强了团体关系中的亲密度；持负面意见的人则认为，团体中少数族裔可能会被排斥，而不同能量、激情和认知倾向的成员会刺激团体中人际关系的良性发展。

要理解为何某种法则只在特定的环境下有意义的心理因素，其实还是相对简单的。在先前的例子中，在这些法则所处的环境（迁居、移民、高中）里，生理和心理上的威胁较为普遍；任何导致焦虑的情况都会引起团队内部的支持。相反地，如果环境一直都非常平稳，人们就会有心理安全感，这种安全感使他们冒险去和不熟悉的人结盟（类似阴阳结合），给他们的生活带来良性压力。

对男性适用的内容却不适合女性

美国人看不起懦夫，这一点大多数人都认同。我们从汽船的发明家罗伯特·富尔顿（Robert Fulton）的小发动机（曾被称为"富尔顿式的愚蠢"）就可以看出，西方文化歌颂在逆境中坚持不懈的英雄。鉴于美利坚民族众所周知的事业起源，很难想象这样的情景：一个永不轻言放弃的态度会引起除了尊重以外的任何情绪。但是这样的场景确实存在着：当这个坚决的、不屈不挠的人是个女人时。

讽刺的是，当坚持不懈的品质用来达到身体上的征服或统治时，会有人鼓掌叫好；但当它帮助维持或修复一段亲密关系时，往往会被诋毁和看轻。换句话说，美国人将男性的士兵视作英雄，他们参与战争，杀死敌人，或者冒生命危险去帮助一个重伤的战友；然而又嘲笑泰米·温妮特（Tammy Wynette）式的女性，她们为了支持自己的丈夫克服了重重困难。

女性心理

为什么相比女性而言男性更易获得赞赏？心理学有一个分支可以回答这个问题，那就是性别差异。对于性别差异的传统解释可以追溯到男性的染色体是 XY，而女性的两条染色体则都是 YY。人类基因工程将毋庸置疑地大大推动这一方法的进展。但是我更喜欢不从生物决定论的角度考虑性别差异，除非科学家能够在 30 亿个遗传密码组成段中精确指出哪一段

决定男性或女性特征。我认为，性别应当被看作人类经验的
一扇窗户，通过这扇窗户心理变量被过滤掉，根据这扇窗户
人们评价复杂的社会形势和人际互动。

　　用这种方式解读性别差距的学者叫作吉恩·贝克·米勒
(Jean Baker Miller)。她对女性心理学全新的研究改变了人们
对性别角色定位，或者基因分类行为的看法。吉恩做出的另
一项巨大贡献是她唤起了对人们认为女性特征不仅不利而且
不健康这一事实的重视。而大部分情况下事实则刚好相反。

　　米勒的核心观点是，由于妇女交际方式的特点，女性天
生要比男性多一些抚养责任。而造成这个心理划分的过程也
很简单：女孩的性别认同来自尽力地和她们的母亲表现得
一致，而男孩则是通过尽力和母亲表现得不一样而产生性别
认同。

　　如果男性经常试图表现得更为自主，刻意与母亲的行为
及在家庭中的角色相反，那么可能会导致多种后果。他们不
像女性一样对亲密行为感到舒服（男性似乎觉得亲密是一种
危险，总是要采取措施进行抵制）。他们在奋力争取米勒所称
的连通性方面远远不如女性。简而言之，虽然男性更有可能
把成为山中之王看成是一种美德——一种跟男性性别角色一
致的结果，但是女性却将它看成是对性别意识的诅咒。更多
情况下，如果——这很重要——成功的定义是一个高高在上的
职位或社会阶层，那么相比取得成功，女性会倾向希望自己

更受欢迎。

尽管归属感是十分有益处的，但它在人际交往间的副作用在于，一旦这些关系受到威胁或者被破坏，你就难以承受这种心理痛苦。用米勒的话来说：

> （女性发展的）中心特征就是女性在与其他人相连的关系网中存在、建立和发展。实际上，在能够建立并维持人际联系和关系上，女性的自我感变得非常有组织、有条理。最后，对许多女性来说，人际关系破裂的威胁不只是一种关系的丧失，而且接近于自我的全部丧失。
>
> 这样的精神结构是许多问题的基础。比如抑郁症，它与人际关系引起的失落感有关，在女性中更加普遍。

根据心理健康调查，20% ~ 26% 的女性都在人生的某些时候经历过明显的抑郁，而男性的比例只有8% ~ 12%。女性出现这种不均衡的高比例抑郁症的原因在于性别差异的医学和社会心理模式。但是，由于围绕着这一发现有很多医学解释的问题，在此我就不讨论它们了。

由于女性在社会中扮演的角色，她们承受更多的抑郁（与此相关的，是压力），人们对于这一点常常有争议。既然女性已经在工作场所取得了合适的位置，许多研究检查了这样的一个假设：认为已婚的工作女性因为对她们的要求大大增加（负担"家务＋母亲＋主妇"），她们的心理远不如家庭主妇健康。然而，研究表明，同时扮演几个社会角色和心理健康之间存在着积极的关联。尤其是，同时是妻子、母亲和职业妇女的女性的自尊要比社会角色没有这么多的女性要高。

这个发现支持了本书中有关获得成功导致的后果的一个主要观点：获取一门专门技能或有职业追求通常可以得到很高的物质补偿，但活动的多样性就会减少。结果是，专门人才承受了失去自尊的总体来源的痛苦。样样都懂的女性的自尊要比从事单一行业的女性要高，因为一个人扮演的角色越多，心理上获得的社会激励源就越多。

既然很明显女性并不会因为工作上的压力而比男性更容易患忧郁症，为了解释为什么女性比男性更容易感觉沮丧，很多学者集中研究了女性和男性是如何体验人际关系破裂所带来的暗示的。尽管一个遭抛弃的男性可以通过将情感创伤外在化的方式处理负面情绪（例如变得好斗或用伪装、吸毒来分散注意力），但是女性受的教育是不能让情感伤痛外在化的。由于女性比男性更具有哺育天性，也由于她们早年的社会经历，成年女性害怕分离，害怕人际关系的破裂，传统上她们会付出很大的努力以维持或重建受损或失败的关系。

这种"我应当搞好关系"的负担会在短期内导致压力。如果一个妇女长期试图提高人际关系的质量，就可能产生心理消沉。如果她认为不能保持良好的人际关系是她无能或无助的表现时，情况尤其如此。

像女性一样思考的男性会导致精疲力竭症吗？

在众多导致精疲力竭症的因素中，最糟糕的一种就是美国人对追求成功者的态度。不论你是否相信，典型的美国式成功是类似于拯救泰坦尼克邮轮的伟大成就。成功的人，比如普罗米修斯，应该是坚强且独立的。难道一个需要心理治疗的小神会冒惹恼宙斯的风险吗？很难。可以想象工业巨头们偷偷溜出去看精神病医生吗？我怀疑。

类似地，人们通常认为像约翰·D.洛克菲勒（John D. Rockefeller）这样的创业英雄都非常稳健，有强烈的自我意识。他们白手起家，自我奋斗，并非普通人。创业家常常会"打破常规思考"。这些人不在意现状如何，他们只遵从自己内心的声音。只需稍微思考一下，你就会发现任何成功企业的模范领导都是独立的，愿意面对困境并把这种坚韧传递给任何人。成功的执行官在办公桌上放一块牌子，上面写着"责任由我来负"。

人们对成功原型的文化偏见，使得人们很难在获得成功时妥善应对。我们定义成功的方式非常男性化，许多人想离开令人厌恶的职业，但又望而却步。萧伯纳的方式包括承认（判断、预见或类似的）失败。离开一个收入颇丰的职业会引发人们对你的韧性的质疑。在一艘高速航行的、失控的船上，谁会先跳下去呢？人们会认为"承受不住压力的人最先跳"。

成功并非心理痛苦的解药。萧伯纳中途放弃，最终却在多方面取得成功，人们对这一事例的描述，体现了糟糕的成功观。很多证据表明，物质上成功而心理上不满足的职业生涯是一种灾难，而如今的很多人依然固执地将获取物质的多寡视为成功的标准。

我们可以试着与自己对话，摆脱这种成功观。这可以分为两步进行：首先，也是最主要的，要承认这种男性化的成功观是不健康的。我们要理解，仅凭少量的信息就对一个人做出判断，会进一步扭曲我们的成功观。第二步，我们要将自己的态度向女性的思维方式转变，这是需要一个过程。与其坚持"没有什么比成功更成功"，我们不如将这句格言改成"没有什么比成功更有害"更为明智。

软弱的耻辱

刚开始治疗精疲力竭症患者时，很多人都表示如果被别人发现他们在进行心理治疗，他们宁愿"羞愧而死"，这我感到十分震惊。在我治疗过的患者中，波士顿周边的一位《财富》1000 强公司的 CEO 给了我最深刻的印象，为了防止被人发现，他每一次来我的诊所都做了万全的准备工作。这个害怕曝光的 CEO 每次到我办公室都开他秘书的车来，因为他自己的车牌十分引人注目。虽然他没有用假发和通过化妆来伪装自己，但他每次都要预定连续的两段时间，并留出其中的 20 分钟，在他的前一位和后一位病人中各隔开 10 分钟。

尽管这位 CEO 年收入近 100 万美元，管理一家有 3000 多名员工的公司，并在另外四家公司担任董事，但他还是害怕承认他对自己的成功并不开心。简单来说，他害怕有人问他："你有这么好的工作，什么样的胆小鬼还不能承受你的职业压力？"

这位病人害怕的也是大多数男人害怕的事情：软弱的耻辱。这种心理的问题在于，很多人，特别是出生于 20 世纪六七十年代前后的人，与现在的年轻人不同，他们看不到软弱的益处。对于沉默的一代或其他人来说，变得软弱就等同于不受保护，不设防御，极度敏感，把自己的一切都暴露在众人面前，就好比没有疾病抵抗力的人。我们的文化可能还要过几十年才能意识到软弱有时也意味着更细腻的情感，对他人关爱的接受等等。直到那天到来之前，现在的人们还是会下意识地抗拒给自己贴上软弱的标签。

社会要转变对那些易产生心理压力的人的态度还需要很长一段路要走。1986 年，当我治疗那位害怕曝光的 CEO 时，他对自己的脆弱感到羞愧。想想奥斯卡影帝罗德·施泰格尔

（Rod Steiger）在被公众发现他得了抑郁症时的回应："我的经纪人很愤怒。在这个行业，一旦人们对你产生怀疑，你的职业生涯就完了。"实际上，他经纪人的担心是没必要的：斯泰格尔并没有出现在行业的黑名单上，并且在"放飞"自我后，他还拍了一部专题片。

随着时间的推移，尽管大部分的心理疾病都摆脱了"精神软弱"的标签，但是关于成功的好处，如何获取成功，如何享受成功，这些刻板的看法却仍然很难改变。其中的原因之一就是很少有人能体会到超常的成功。艾米莉·狄金森（Emily Dickinson）曾经说过，"对于还没有经历过成功的人来说，成功看起来总是最令人向往的。"不幸的是，尚未成功的人总是把成功以后的生活想得太过美好，而我们知道，事实往往并非如此。大体上来说，这是我们描述成功人士的一种方式。这种偏见也是由于整个世界都习惯用以偏概全的方式来看人造成的。

坐在露天咖啡厅看到情侣走过，我们可以看出他们的感情是否稳定，以及谁在感情中占主导地位。然而，当我们要分析成功人士时，问题就出现了。我们对成功人士的定义很广，并且不易改变。不过也无须自责，它不仅普遍存在，而且往往比较准确。

一见钟情不隐藏

我很乐意承认：我对我的妻子一见钟情。在经历了多年的临床训练和心理学的考验后，我不得不承认，在挑选终生伴侣时，我将多年积累的专业知识抛之脑后，仅仅看她走进房间并向我问好，我就决定非她莫属了。

我遇到这位女士并结束单身生活时已经41岁了。上天给了我一个为洛杉矶的一家公司做咨询项目的机会，在工作一周后，雇用我的那位市场部副总裁问我是否愿意为她所在的一家俱乐部做一次演讲，面对的都是女性企业高管。我欣然接受。在演讲开始前，我往大厅的门廊看了一眼，有一个人正走进来，我立刻就爱上了她。在我们互相介绍后，我的这种感情愈发强烈，演讲结束后，我们又聊了几句，说好保持联系。

飞回波士顿后，我把这次相遇告诉了朋友们，他们几乎异口同声："是啊，一见钟情。贝格拉斯，洛杉矶的女孩都很优秀，但你跨越一万公里就为了和一个漂亮姑娘约会，这值得吗？"只有一位优秀的心理医师持不同意见，他叫杰拉德·阿德勒（Gerald Adler），他说："哇，那她一定有非常吸引人的个性。"

杰拉德知道，我使用了内隐人格理论形成了我对妻子的第一印象——即通过对方的眼神、手势，以及一段对话的表现来使我们形成对他人的看法。这些印象足以抵制不确定的因素。由于我们选择性地将注意力集中在对我们的判断非常关键的特征上，其他特征是从属的，所以只要有一个显著数据就足以应用内隐人格理论。我的朋友艾德勒知道我妻子对我的瞬时吸引力是建立在我意识到她显示出来的特征对我很重要的基础之上的。

每个人都有自己的内隐人格理论，这是基于个人经历所形成的，但是这个理论的最重要部分却是由文化所决定。而关键的文化决定因素就是语言。如果我们内隐人格理论的中心特征富于文化内涵（比方说，什么类型的人会成功），那么我们需要做很大的努力才能改变这个观点。

长久以来，包含相同单词的短语都有其引申含义，有些词在同一个语境中是几乎无法搭配的。比如，你可以说，"他是一个有领导力，极具进取心的人"，但要是说"他是一个有领导力，很害羞的人"就不合适。因为将"领导力"和"害羞"放在同一个人身上，怎么都令人感觉不对。

在社会心理学发展初期，类似领导力和进取心这样的词语，都是我们描述对他人第一印象的常用词语。有关这个现象，最广为人知也是佐证最多的研究就是在对人的大体印象中如何判定"温暖"和"冷淡"这两个形容词。

在一项实验中，要求学生志愿者们评价一位陌生的演讲者。在他们见到这个人之前，每个人都被告知，"这是一个温

暖的人，他勤奋、刻苦、脚踏实地、意志坚定"或者"这是
一个冷淡的人，他勤奋、刻苦、脚踏实地、意志坚定"。实验
结果非常惊人：在和大家做了 20 分钟的交流后，演讲者离开
了教室，学生们则需要写下他们对这位演讲者的评价。可以
看到，一开始就被告知演讲者是个温暖的人的学生，主动和
他进行的互动交流要远远多于那些一开始被告知演讲者是冷
淡的人的学生。结合对这个现象的其他研究，"温暖"的演讲
者容易让人感到他是一个慷慨、幽默、善良的人，而"冷淡"
的演讲者容易被别人认为是小气的、没有幽默感、粗鲁的人。

被贴上"成功"标签的紧迫性效果

我们已经看到了光是"温暖"和"冷淡"两个词，就足
以让人们产生完全不同的先入为主的印象，试想下成功与失
败或强壮与弱小这两对词可能产生的效果。试问，为什么有
这么多在与政府毫不相干的领域取得成功的人士，都非常乐
意从政呢？成功的演员、摔跤手、运动员，甚至航天员等，
都比研究政府或城市的博士更容易获得大家的选票。这就是
"成功"这个特点在积极方面展现出的作用。

不幸的是，像"成功"这样的标签也会对我们的印象产
生负面作用。有些我们熟知的谚语，比如"艰难之路，唯勇
者行"或者"永不言弃"等，都隐含着一些内隐指示。如果

能看穿这些励志谚语的套路，你就会明白为何将自己定义为胜利者或勇者的人在遇到需要创造力的问题时都显得束手无策，尤其是那些需要"打破常规思考"或适应新环境的问题。

如果你认为任何形式的退出或者不参与都是意志不坚定的体现，那在更改遵守多年的习惯时，你又是怎么保证这种行为是正确的呢？如果你很在意保持成功的形象，那一旦表现出不确定、优柔寡断，你就会对自身产生很大的怀疑。

1992 年 6 月 21 日，《财富》杂志的封面故事就讲述了为何 CEO 们大多无法符合成功者的内隐人格理论。作者是管理学专家拉姆·查兰（Ram Charan）和杰弗瑞·科尔文（Geoffrey Colvin），他们用文章标题提问"CEO 们是怎么失败的呢？"随即用副标题回答，"[CEO] 的失败源于心理不够强大"。具体来说，查兰和科尔文认为，缺乏及时处理人际问题的心理强度是导致 CEO 不作为的最主要原因。除此之外，大部分失败的 CEO 都有过将某些人安排在重要的岗位上，但后来才意识到自己选择错误的经历，并且已经无法改变这个局面。"显而易见的是，"作者写道，"CEO 们知道有问题，他们内心的声音在提醒自己，但是他们抑制住了这种念头。"有一位 CEO 告诉《财富》杂志："我感觉到它迫在眉睫了，但我就是不想去处理它。"

尽管查兰和科尔文的推论是正确的，但他们并没有探索得出这一结论的心理学基础。为什么一旦他们意识到自己所托非人，这些聪明而事业有成的 CEO 们都无力改正自己的错误？对心理学家来说，这个答案其实很简单：CEO 们对自己作为"成功的领导者"的隐含人格理论限制了他们。他们不愿看到自己的过错，心理上也无法承受这样的改变，最终变得过于自我保护。

坦诚地说，一旦成功有了变数，大部分人都无法改变自己的内隐人格理论，也无法与它背道而驰。成功人士都有过辉煌的历史，来支撑他们在困境中坚持不懈，克服表面障碍，面对拒绝也毫不放弃。如果每次遇到挫折都备受打击，你也无法从贫穷一路走到富有。问题在于，（不考虑环境的话）"如果你一开始不努力，那么就一次再一次地尝试"这样的观念在人们的思想中越来越深入，也会带来更加严重的后果。去问问查兰和科尔文采访过的人你就知道了。

承诺的扩大化

西维尔·艾福瑞（Sewell Avery）是蒙哥马利沃德公司（Montgomery Ward & Co.）的前任 CEO，作为一名成功的商业领袖，他却无法在中途纠正自己的错误，是一个非常典型的案例。将公司带到零售行业领先的地位后，艾福瑞的管理层想要将业务扩张到郊区，但这个想法被他全盘否定。实际上，在 1941 年至 1957 年之间，他都没能开出一家新店。在他固执己见之时，西尔斯·罗巴克（Sears Roebuck）已经用最快的速度在郊区开起了折扣店。结果呢？蒙哥马利沃德在2000年12月宣布永久关闭旗下所有门店，而与此同时，西尔斯（Sears）、潘尼百货（JCPenney）、沃尔玛（Walmart）等公司纷纷在郊区开了商场，赚得盆满钵满。

心理学家将这种管理学上的问题称为承诺的扩大化。用赌徒的行话来说，艾福瑞陷入一种将活钱变成死钱的模式里，总以为通过不断的努力就能翻本。虽然带来的后果通常很严重，但是承诺的扩大化还是比较容易理解的。尽管外部因素会让承诺扩大化的趋势加强，但内因才是根本原因，即自己不愿意承认失败。

为了避免自己在犯错后遭到嘲笑或羞辱，成功人士往往会通过两种方式陷入承诺扩大化怪圈中：忽视或者压制反对意见。简单来说，不管是让反对者沉默，还是戴上有色眼镜看人，很多成功人士都对正面临灾难的警告视而不见或充耳不闻。

从一个旁观者的角度来看，有两件事让承诺扩大化变得很有迷惑性：一方面，有这种问题的人无法意识到他们的这种行为只能短期内免于羞辱。实际上，固执地不承认错误，反而会让人遭受长期的羞辱和讥笑。

另一方面，虽不免有些矛盾，但有证据表明及时承认错误对我们还是很有好处的。罗伯托·古兹维塔（Roberto

Goizueta）在接任可口可乐 CEO 后，曾经想将软饮料行业领军产品换成一种"新可乐"，但他遭到了大量的抨击，使自己的职业面临灭顶之灾。他没有固执地坚持自己的商业计划，立即转向宣传"经典可乐"——即公司最原始的配方。前总统约翰·F.肯尼迪也同样勇于承认自己的弱点和错误。在经历猪湾行动的糟糕表现后，他不仅立刻将责任都揽到了自己身上，还公开为自己的错误决策向受害者道歉。肯尼迪从不为自己的失败找外部原因（尽管这样做很容易），也没有辩称古巴的共产主义者的威胁证明了他的行为是正当的。由于他们"反常"的举动，古兹维塔和肯尼迪都十分受欢迎，人们对他们工作的肯定度也直线上升。

承诺扩大化的更深层原因："脆弱是女孩子的事"

1991 年，有一位名叫"唐"的人来找我，他是一家价值百万美元的运输公司企业的 CEO，他害怕工作压力会要了他的命。第一次见面时，他严重超重，看上去比实际年龄还要大 15 岁。相对于他寻求心理治疗的表面因素，我简直无法相信当他谈论起白手起家创业过程时的那份骄傲。他看起来并没有在工作中受到折磨的迹象。我不知道他的生活乐趣为何会毁掉他的健康，所以我便让他讲讲他生活的另一面——他的妻子。然后我才恍然大悟。

　　唐和他的妻子没有孩子——他说这是他们自己的选择。尽管唐坚持认为他的妻子——之前是一位选美比赛冠军——是一位"非常杰出的女性"，但我总觉得他没有把话说全。当他多次提到他的妻子有多漂亮，参加了多少社会服务机构，是一个多么棒的女主人时，我觉得我应该问问他的性生活。他马上就变得暴躁起来："我想，我是来解决这里的问题的"，他指指自己的脑袋，"看来他们说心理学家都这样是真的，你们关注的都是另一回事。"

　　唐最终承认，尽管婚前他算是个好色之徒，但"性只是我婚姻中的很小一部分。"然而由于各种原因，他娶了一名不愿和他过多发生性接触的女性。更重要的是，很明显这个问题正严重损坏了他的健康。

　　在几次交谈后，我逐渐了解到唐和他妻子的关系有多糟糕：婚后大约 6 个月，他们才第一次同房。现在他们结婚已经超过 14 年了，但他们仅有的性生活（平均一个月还不到一次）都是在昏暗的房间中进行的。事实上，他竟然不能看妻子的裸体。

　　当我说，这样的生活很容易导致压力症状（恐慌和嗜糖）时，唐却表示不同意："你错了。我对我妻子这个问题处理得很好，我每天下班回家路上都会去按摩店。我相信我比你认识的任何人进行性行为的次数都多；只是我需要直接付钱，还有一点风险。"当我知道唐的"风险"指的是什么之后，我揭开了他压力的真正来源。事实上，在艾滋病被媒体报道而广为人知后，他的恐慌症就开始发作了。一开始，媒体报道这种病毒只在男同性恋中传播，唐就忽视了自己习以为常的生活方式可能带来的潜在威胁。然而很快这个谣言就被破解了，他便开始担心自己的健康。

　　唐陷入了恐慌之中，因为他现在被困在一个两难境地：一方面他已经确信无法和妻子维持正常的性关系，另一方面持续地和妓女们发生性接触（他不喜欢用安全套）又有可能使自己患上艾滋病。但如果不再去那些按摩店，他又无法接受没有性生活的日子，所以说他一直在努力压抑自己对妻子的怒火以及对染病的恐惧。

　　唐和我最终达成一致，如果他不将他的妻子带来，我们三个坐下一起谈谈他们性生活治疗的可能性，他的心理问题是无法得到解决的。但是我错了。当我告诉唐的妻子，唐的压力是来源于婚姻中的紧张关系而非工作方面，她很乐意地接受了这个观点。不幸的是，当她猜到我要将他们介绍去做两性方面的治疗时她便先发制人："如果你建议我调整自己的生活方式来满足唐的欲望，那就算了吧。他对性的需求是他自己的问题。"说完，她便离开了办公室。

　　之后唐和我又谈过两次，但他无法站在我的角度看问题。问题的根本原因并不在于他对妻子的爱，而是他对被羞辱的恐惧。"如果我的妻子发现我一直去按摩店，或者觉得我在逼她过性生活，她会离开我的。如果她离开了我，可能会对全世界讲我们的婚姻问题，我会变成整个社会的笑柄。"

令人难过的是，在唐停止来我这儿 5 年以后，我听说他得了严重的心脏病去世了。尽管我不能说他对于陷入无性婚姻的愤怒是导致心脏病的原因。但我可以确定的是，如果唐敢于承认妻子对性生活的拒绝使他十分痛苦，并且一心一意解决这个问题的话，他现在应该还活着。但很多像唐这样的人在社会的影响下，都在尽力避免自己因为脆弱成为被羞辱的对象。在他们看来，承认这一类的事会给他们带来无法承受的心理痛苦。

女性与归属感

那些导致唐死亡的情感，是我建议男性要试着像女性一样思考的原因。具体来说，我建议男性抛弃社会地位的顾虑，这些顾虑完全是建立在权势而不是爱的基础上，并且努力感受他人对自己的关心，建立良好的人际关系。尽管女性对人际间归属感的需求经常被那些高成就的男性们轻视，我还是想提出这个建议。对他们来说，"成功"不仅仅意味着被他人赞赏或者关怀；它还意味着要拥有、控制那些可以支持商业权力的资源以及赢得尊重。

事实上，女性在社会化的进程中追求的归属感，与导致承诺扩大化的适应不良状况毫无关联。西维尔·艾福瑞坚持自己的错误路线只是因为他拒绝承认潜在失败可能带给他的痛苦。类似的，还有一些传闻是说承受承诺扩大化痛苦的高管都将自己的负面情绪向外表现出来：任何反对他们决策的人都会遭到严厉批评。

典型的成功人士不会向别人的需求屈服。他们的格言是："我不会出问题的，我会把问题给他们。"这种态度以前任纽约市长爱德·科克（Ed Koch）为代表（他也是提出这句话的人），表现出强烈的主导和控制欲。它不但表达了不愿关注情感，特别是负面情感，还暗示着接受这些情感的人都是弱者。大多数认同这种硬汉理论的男性都愿意承认，感情上的痛苦会让他们变得不那么男人。但是谁说男性气质和一个人的职业、业务，以及个人成功是相关的？"电锯人"艾尔·邓拉普的这种做法早就过时了；也许现在该重新思考男子汉气概对成功的影响了。

敞开自己面对批评带来的痛苦或者坚持维持一段关系，如果你还不确定这样做的价值，那就来看一下我另一位病人的经历。"大卫"由于不愿承认自己的脆弱和对他人的依赖，最终导致了我职业生涯中见过的最没有必要的自毁前程的案例。

我是在一次给青年总裁组织（YPO）的演讲中认识大卫的。YPO，和其他类似的组织一样，旨在满足超级成功人士对教育和社会交际的需求，他们也举办一些培训，将各种资源分享给他们的会员。在大卫参加的那次培训里，我演讲的主题是关于成功的危害，这个主题简直是为大卫量身打造。他坐在前排，问了很多问题，我一结束演讲，他就立刻跑上来（手里还攥着名片）与我交谈。

大卫抱怨的问题是"我是那种痛恨无知的人"。在我们简短的对话中他已经两次提到他的标志性台词："我这样的人，如果周围都是火鸡，我怎么才能像老鹰一样翱翔呢？"我没有正面回应他防御性很强的这番言论（我的演讲是关于成功如何令很多人无法继续正常工作，而大卫则表达了对他不甚满意的工作百分之百的责备），我告诉他如果他能学着积极地表达和解决冲突，那他一定有方法可以"飞得更高"。听罢此言他感谢了我，拿了我的名片，就跑开了。我觉得以后可能不会再遇到他了。

当 3 年后大卫打电话给我时，我感到十分惊讶，他希望我能做他的顾问，帮他管理他的会计公司，而他的公司状况正以惊人的速度每况愈下。和许多创业者所遭受的痛苦一样，大卫坚定地反对将公司的控制权和几位骨干分享。而促使他来联系我的事情是：他一直培养的接班人离职了，并带走了公司的几个大客户。

通过调查，我发现大多数员工都对大卫深怀憎恨。当我和大卫说起这件事时，他表示同意："他们都对我的权威表示不满。"事实上，大部分员工都认为，如果大卫不将控制权交给其他的经理，那么他们都会选择离职。

我建议大卫和公司中两位最资深的成员组一个三人领导小组。这个决定旨在扩大做决定的权力基础，也将预算、资源等内容的控制交给不同的领导者来做。之前公司最大部分的资源都在那些手上有大卫的客户的人手里，他们的后台都比较硬，而资历浅一些的同事手上都是比较新的、互联网相关的客户。

大卫一开始接受了这个提议，并且承诺会修复和同事们的关系。悲剧的是，10 个月后，他在公司的圣诞聚会上被羞辱了，由此他的好意也烟消云散。一个在场的人透露，大卫和妻子当时正和公司管理层的人（以及他们的妻子）交谈。有人提到这一年公司取得了惊人的利润，一位高管的妻子就说，"那是我丈夫帮助大卫管理公司的结果，我的丈夫是个天才。"

大卫的妻子转向他，语带讽刺地说到："亲爱的，你在家里对我和孩子做任何事都要按你的想法来，一旦不合你心意你就不开心，我简直无法想象你对公司的事还要听'约翰'（John）和'保罗'（Paul）的建议。"显然，大卫从来没有向妻子说过公司管理层变动的事。

大约两周后，大卫打电话给我，问我是否能帮他说服约翰和保罗接受他解散三人领导小组的决定。我告诉他如果这么做的话，他们两人会离开公司的。而大卫的回复很经典：
"看看，这是我的公司。他们不知道自己有多么需要我，你也
不知道我其实根本不需要他们。"

当我提醒大卫，约翰和保罗的业绩是他的两倍时，他说：
"你不要再让我拍马屁了。我根本不相信你的理论，说我是
防御性很强的人（我实际用的词是**反依赖**，是对'害怕需要
别人'的医学说法），而我根本不是。这个公司用的是我的名
字，我在业内有知名度，而他们没有。你被炒了，那些（脏
话我这里就不写了）要么就回到原位，要么就离开我去死。"
两天后大卫向同事们传达了这一消息，我认为可能是最后通
牒，之后大卫就消失了。

大卫的自毁行为似乎是命中注定的。他很讨厌自己的苏
格兰父亲，当他成为运动员的愿望失败了以后，父亲责备
他"不像个男人"。因为大卫无法在他的父亲那里找到人生指
导或者感情支持，他最终成为一个进取心太强的人，类似于
"如果你不能打败他们，那就加入他们"。大卫（不自觉地）
认为如果像父亲一样做事，用父亲对待他的方法来对待这个
世界，那他的感情就会少受一些伤害。这就意味着他会用一
种粗暴和冷酷的态度来取代自己对归属感的渴望。然而，事
实是通过健康的心态获取的自主权才能带来安全感和自我满
足，而男子汉气概通常与之相反，大卫的铁石心肠将注定导
致他失败。

　　我知道有个很好的例子可以解释这种自欺欺人的想法，我们可以对比一下青少年时期学习武术的男孩们和武术老师的差别。刚开始学习空手道的时候，孩子们经常下课后还穿着训练的整套装备：忍者裤、有东方图形和武术学校名字的外套，以及手上持有武器。当空手道老师离开道场的时候，一般只是穿着应季的便服。武术老师不需要公开表明他的能力以便在社会上取得安全感；他对自己的能力有着发自内心的自信。大卫的例子表明，当你伪装自身力量时，你是在愚弄自己而非别人。

警示

　　如果说唐和大卫没有处理好自己的脆弱感情，让你觉得需要重新考量下男子汉气概在获取成功道路上的作用，那同时要注意的是：不要反应过度。心理健康专家都一致同意，男性化的特点在许多情况下还是比较有利的。更重要的是，任何个人特点太过极致的话都会变得危险。也就是说，你要看到当女性支持她们的丈夫或是管理团队时，她们的特点会发挥作用因为她们敢于承认自己的脆弱，而这是非常重要的。具体来说，女性会承认心理上的痛苦并寻求帮助。

　　尽管这种行为——即玛格丽特·米德之前提到的，很明显是女性"长期关于人际关系的训练"所导致的结果——会带来短期的阵痛，但它往往会创造长期的利益。这才是真正克服职业成功压力的正确方法。如果能够合适地加以利用，女性的这种与他人保持联通的倾向才是预防精疲力竭症最有效的方法之一。

从"不同的窗户"来看待成功的益处

女性自我认同过程中最有益的一个结果就是，她们在年纪尚小时似乎就已经有着非常强烈的人际敏感度、同情心以及合作精神。为了获取性别角色认同和"相对正常"的异性恋角色认同，女性一定会亲近自己的母亲，以及在某段时间内，会疏远母亲并将注意力转移到父亲身上。女性同时需要自主权以及归属感以获得心理上的完整，而男性只需简单地疏远母亲就可以满足自我意识。

是害怕成功还是害怕成功带来的痛苦？

如果你和不同性格的人共事过，就会发现，高效领导者身上几乎都有一个性格热点：他们对待抑郁时有女性大部分的软弱性。然而，因为敏感、同情心、合作等都不是我们文化中默认的成功领导者所应该有的性格特征，由于害怕被说成女性化或者懦夫，很多人在走上领导岗位后就把这些特点抛弃了。

要理解为何同一种女性性格特征在某种情况下会加剧疾病，而另一种情况下会增加成功的可能，我们需要再一次看看成功背后隐藏的含义。来看下朱莉·克里斯蒂（Julie Christie）凭借在《亲爱的》（*Darling*）中的表演拿下奥斯卡奖时的发言：

> 我觉得我不值得拥有这些成功。我现在感觉很羞耻，也很尴尬。如果要描述这种感觉的话——我感觉我的成功就像是流浪狗，一只肮脏的小狗在围着你转，而你却无法摆脱！这是一种如影随形的恐惧，这种感觉无时无刻不在你身边。我对所有人所有事都感到不舒服。

目前对于性别差异在成功的追求或定位中究竟起到了什么样的作用，最广泛采用的是来自 20 世纪 60 年代心理学家玛蒂娜·霍纳（Matina Horner）的研究。她认为，像朱莉·克里斯蒂一样，女性通常会对有竞争力的奋斗过程，尤其是对胜利的展望，感到比较焦虑。很多追随霍纳的研究都认为，人可以分为渴望成功和害怕失败的两类（而以往都是按性别区分）。但 70 年代的观点则表明，对女性来说，变得雄心勃勃会激发矛盾：即成功并不是女性化的。霍纳这样描述女性对成功的恐惧："对大部分女性来说，在充满竞争的环境中获取成就感，尤其是跟男性竞争而取得的成功，会对她们产生一定的负面影响，比如社会排斥，被认为没有女人味。"

现代社会对女性心理的研究却表达了完全不同的观点。对霍纳的数据的再次分析表明，女性的"成功焦虑"仅存在于零和的竞争中：即一方得益会引起另一方遭受相应损失。这么说来女性化的世界观反而是一种美德，当她们的成功同时也起到水能载舟的作用时，与男性相比女性就不再回避成功了。

心理分析学家埃里克·埃里克森（Erik Erikson）指出，男性的认同感是从尽可能多掌控世界的关系中所形成的，而女性的认同感是在和他人的亲密关系中产生的。这看起来令人有些疑惑，尤其是女性在刚开始职业生涯时给自己的定位会比较多变；太多的早期成功是来自于在逆境中寻求自我追求。但考虑到随之产生的控制欲、自主权和疏远，如果成功的男性在40岁时还没有任何心理问题，那简直是一个奇迹了。成功男士的特点似乎就是不需要归属感。而相反地，女性需要在人际交往中工作，形成自己的社交圈，而且乐于承认自己的感情问题。

发展心理学的研究表明，女孩的成长往往不是为了增加掌控力，而是更好地表达她们的恐惧。而男孩们往往被鼓励要控制自己的恐惧和负面情绪，比如否认或者逃离这种情绪。如果文斯·隆巴迪（Vince Lombardi）执教的绿湾包装工队赛前还在讨论自己的焦虑情绪，那么他们还能在兰堡冰冷的草皮上取得冠军吗？显然不能。然而如果一个人的职业生涯中长期无法将这些所谓的女性化情绪表达出来，那可能会付出巨大的代价。

痛苦需要陪伴，你需要吗？

普布里乌斯·西鲁斯（Publilius Syrus）是罗马奴隶，他在公元前 42 ～公元前 1 年中写了几百句格言，根据《巴特利特名言词典》（*Bartlett's Familiar Quotations*）记载，他是第一位写出以下内容的人："对不愉快的人来说，如果有人陪他一起遭受痛苦，那么对他来说是一种安慰。"除此之外，他甚至写到："社会的苦难对全人类来说都是一种安慰。"如今在比弗利山庄的心理诊所接受治疗要 300 美元 / 小时，而在心理学得到尊重的 2000 多年前，这位罗马人就能给出这样的心理建议，我觉得非常了不起。不幸的是，大多成功人士宁愿花钱去诊所，也不愿多看一眼西鲁斯的名言。

克里斯·阿吉里斯（Chris Argyris）从哈佛的商学院和教育学院研究生毕业，他将职业生涯的大部分精力都用来研究为何当优秀的人走上领导岗位后反而抵制接受再教育。阿吉里斯的研究证明，聪明的老狗是坚决反对学习新把戏的。他认为这种抵制的根源来自于人类的四种基本价值观：（1）保持控制力；（2）将"胜利"最大化，将"失败"最小化；（3）压抑负面情绪；（4）最大程度上表现得理智冷静。

正如阿吉里斯所说："以上这些价值观的目的都是在尽力避免尴尬、威胁、脆弱感或是无能。从这个角度来看，大部分人的行为都是带有强烈的防御意识的。"这种防御性的理由让人们不愿将自己行为的前因后果公开，也避免了陷入完全独立或客观的境地。换句话说，阿吉里斯找到了导致承诺扩大化的价值观理论，也可以解释为何大部分失败的高管都受困于所谓的男子汉气概。

尽管阿吉里斯没有讨论这四种基本需求中的性别差异的关系，但我发现男性符合这个倾向的要比女性多得多。按理说，经历精疲力竭症的人通常有成功的经历，这让他们对失败带来的后果显得无所适从。所以他关于失败人士的内隐人格理论变成了对比如快乐、软弱、愚蠢等特征的滑稽模仿。

由于女性长期以来已经习惯在失败或是简单的失望中经历负面情绪，所以相比成功的男性来说她们更为熟悉两个事实：（1）你并不会因为犯一点小错而死；（2）在痛苦时找个陪伴是个很好的办法。经历过成功的女性也都知道，从很深的心理层面来讲，并不只是失败者才会感受到心碎的痛苦。根据对霍纳数据的重新定义，同情并不会让女性更容易失败或者进行自我惩罚，无论面对的是成功还是失败，同情只会让她们产生更广泛的思考。

已经有不少研究证明，社会的支持有益精神健康。其中一项研究关注的是男性和女性应对压力的不同表现，研究发现，男性的处理方式（比如一厢情愿），尤其在与工作无关的内容中，远不如向他人求助来得有效，而女性就是这么做的。此外，当女性管理者感受到了来自上级、同事、朋友和家人的支持时，她们会更有干劲地解决问题，并得到心理上的满足，而这是缺乏人际网络的男性比较少有的。

考虑到心理归属感能帮助人们应对生活中的压力，女性对亲密关系的重视也会帮助她们获取更多社会支持，鉴于这样的优势，那我们不禁再次提出这个问题：为什么男性无法像女性一样思考呢？或者为什么成功的男性不能借鉴他人的经验解决自己的问题呢？

答案并不简单，但我想，我可以从我之前关于自我设限的研究数据中得到一些答案。当时最大的发现在于，只有男性会持续为潜在的失败寻求责任外在化。根据阿吉里斯教授的说法，这种倾向有几种长期且有害的后果：

简单来说，由于很多职业人的生涯几乎都是成功的，他们很少有机会体会到失败。但也正是由于很少能体会到失败，他们也无法从失败中学到东西……当他们解决问题的策略错误时，他们会变得很有防御性，过滤掉对自己的批评，将责任推给除了自己的每个人。总的来说，他们的学习能力在最需要的时候没法用上。

我发现自我设限的人，以及那些为了避免羞辱而被沉重的负担压垮的人，都会自然地认为负面的结果是无法改变的，只能回避或者在忍耐中克服。长此以往，他们做任何事都将责任推到了除了自己以外的人身上。

管理学家们比如阿吉里斯，以及大部分心理医生比如吉恩·贝克·米勒，都认为矫正这种错误的思考方式的唯一办法就是教育。对此我表示赞同；职场上的人们要知道，像约翰·F.肯尼迪和罗伯托·古兹维塔这样的人，在他们承认自己的错误后都得到了社会的尊重和支持。这是地球上唯一可以帮助你解决这个问题的方法。

然而，当越来越多的女性高管通过征求社会支持等方法来胜过同职位的男性时，才会对我们有关如何才能成功的固定观念产生重大影响。然后，最聪明的男性就会模仿这些女性的行为，完善他们自己关于成功人士的内隐人格理论，同时通过调整职业路径，在没有心理负担的前提下提升自己获得长期成功的机会。

另一个用来突出女性管理模式价值的教育副产品就是，强调女性哺育能力多么有价值。通过比较用不同方式种植松树而得到的回报，我区别了男性成功模式跟女性哺育性方式的区别。

第一种方式，也是大家最熟悉的，是在林场中种树。惠好公司（Weyerhaeuser）可以说是依靠这个方法成为《财富》500强企业。感恩节之后会迎来圣诞树销售旺季，甚至小型的树农都会将3～6年树龄的样品送去，因为他们可以通过这种方式大赚一笔。然而，这并不是最赚钱的方法。

第二种方法是取单棵的松树苗，将它雕刻成一棵历经风吹雨打百年老树的样子，再将它置于花盆中使其无法长高。这样的盆栽树，不仅是可以欣赏的艺术品，还可能价值数万美元。

年轻的男性创业者其实都像在林场上种树一般：尽最大努力做出市场上最高质量的产品，在可能的地方实现自动化，满足客户需求，并取得巨额利润。而女性的做法比较类似盆栽，尤其是当她们有足够的物质资本自给自足时。做盆景的人知道，如果她能够使一个产品具有永久的生命，并且能够使其他人的生命永远增值，那她不仅是一个成功者，而是一个传奇。

RECLAIMING
THE FIRE

第六章　追求成功，谨防走火入魔

如果你还处于青涩时期，那你就在成长。如果你成熟了，那就快腐烂了。

——雷·克罗克

战争停止了，一切都结束了，武器在那里生锈，而不是在阳光下战斗，这是多么无聊啊！

——阿尔弗洛伊德·丁尼生爵士
《尤利西斯》

为了解决精疲力竭症的悖论——已经实现，或有能力实现自己物质目标的人，结果却患上了心理抑郁——我们有必要来了解下这种问题的历史先例。这个分析有两个值得注意的地方：（1）精疲力竭症的背后有什么文化基因？（2）尽管有着大量反例，为什么各个年龄层的美国人仍坚定不移地相信职业成功能够对一个人的生活带来巨大的好处？

五月的一天

就算你之前还在怀疑是否大部分美国人都愿意为成功付出一切代价，读了 2000 年 5 月 16 日这天的《纽约时报》后，我相信你会对打消一切怀疑。仅相隔 11 页的两篇文章，向我们展示了成功的聚光灯是多么容易令人迷失。

第一个故事是关于 1995 年的一个惊人的事件，当时成为了全国的头条新闻：来自伊利诺伊州库克郡斯坦梅茨高中的一位教师和几名学生，偷走了全国学业竞赛的试题并背出答案，以便在接下来的比赛中取得胜利。他们窃取了冠军，但他们的行为最终还是被发现了，荣誉随之被剥夺。2000 年 5 月的这期《纽约时报》的文章讲述了这群人重聚在一起，庆祝 HBO 电视台根据他们故事改编的电影《作弊者》（*Cheaters*）的首映。

你或许会觉得这次的聚会是对之前那次糟糕行为的纪念，可能气氛会比较黯淡。再猜猜看？根据《纽约时报》的描述，这次聚会是一次彻头彻尾的庆祝，没有一丝后悔之意。最令人震惊的是学生们对他们当年所作所为的反应。"要向谁道歉？"其中一名学生毫不在意地说，"我会再做一次的。"而另一名作弊者也说："这不是历史上第一次作弊，也不会是最后一次。"

第二个故事是关于让鲍勃·奈特（Bob Knight）继续担任印第安纳大学男篮队主教练的决定，尽管有调查指出，这位教练有"长期的非正常行为"，包括对球员、裁判、记者和工作人员等的语言羞辱和肢体攻击，愤怒时甚至会砸坏学校设施。但大学校长迈尔斯·布兰德（Myles Brand）认为，"事情本身还不至于到要开除的地步"，并称教练是个"真性情"的人。

《纽约时报》专栏作家哈维·阿拉顿（Harvey Araton）表示，校长的决定是出于以下考虑，虽然教练要为自己糟糕的行为负责，但他已经三次带领球队获得全国冠军，"在这种时候，学生和教职工的安全和福利都比不上下一次潜在的得奖可能"。虽然他说的没错，甚至有先见之明——但最后奈特还是在2000年9月被解雇了，原因是他对一个嘲笑他的19岁大一新生动粗——作为一名经验丰富的记者，阿拉顿当时的评论被很多人认为太天真。一个对体育界如此熟悉的人怎么会不尽全力支持一个冠军教练呢？阿拉顿有没有意识到对于学校来说球队是头等大事呢？他是否还记得几个月前亚特兰大勇士队的王牌投手约翰·洛克（John Rocker）也被曝光有不当言行，但最后也不了了之了？

实际上，比起学校对鲍勃·奈特的无动于衷，勇士队对洛克事件的回应可能让人感觉更不道德。你觉得在《体育画报》(*Sports Illustrated*) 曝光这件事以前，勇士队的老板会不知道洛克的事吗？那你又要如何解释直到职棒联盟宣判之前他们都一直忽视自家明星球员的不正当行为？只因为你能把快球扔出 150 公里 / 小时的速度，行为的准则就可以和那些不如你优秀的运动员不同吗？里昂娜·赫尔姆斯利（Leona Helmsley）自称是房地产企业帝国的女王，她是重罪犯，也是旅馆老板，不过我想她在说"只有少数人会付税"时可能有点口误，她想说的应该是"只有少数人会为自己的罪行付出代价"。

对鲍勃·奈特和约翰·洛克的特殊对待，以及斯坦梅茨高中的"获奖者"们的态度，都强调了关于美国社会生活的一个基本事实：我们不仅沉迷于取得金钱和名利，还崇拜成功做到这些的人。成功对我们的吸引力已经对整个社会的心态造成了巨大影响，它遮住了我们的双眼，使我们只看到其表面的成功，而忽视了这些不诚实的人用非法行为换来的财富、地位和名利。可以看看下面这个例子是如何影响公正的审判程序的。

当电影制片人罗伯特·伊凡斯（Robert Evans）因可卡因滥用被定罪时，对他的处罚是为青少年禁毒做一个宣传节目。当好莱坞电影业巨头大卫·贝格尔曼（David

Begelman）恳求不要追究他盗用哥伦比亚公司资金的事时，他被允许继续接受精神治疗。

将以上的宣判结果和威廉·詹姆斯·拉梅尔（William James Rummel）所受的审判对比一下，他由于三项非暴力犯罪的罪名被捕，付出了23000美元的罚款以及终身监禁（最高法院的判决结果）。

社会历史学家芭芭拉·戈德史密斯（Barbara Goldsmith）注意到，在美国社会中，有些人奋斗只求"结果"，他们不再将取得胜利或成就当作成功的过程，而仅仅只是追求聚光灯下的感觉。身上贴着成功的标签已经成为阅历丰富的必备条件，它取代了自尊心的增长、对成就的骄傲以及心理的满足。如果你能吸引到大量的摄影记者，《人物》杂志刊登了你的照片，并且引来人们议论纷纷，人们不会在意你是和杀害自己妻子的未成年妓女还是美国总统发生关系。当你成为人们的谈资时，你就红了。

戈德史密斯用了"人造名人"这个词来形容这些人，他们将成功视作炉子上滋滋作响的牛排："在我们的价值观中这些人造名人频繁出现，他们只有因为名气够响，而不是因为内在。"这个结论引发出一个问题：为何美国人都会被成功蒙蔽双眼？心理学原理中有一个理论可以解释这个现象，叫作**单纯曝光效应**。

　　每个资深广告人或者政治宣传专家都知道，人们会倾向于喜欢他们反复接触到的内容。即使我们只是被动接触，但这个命题依然成立。很多品牌的标识反复出现在我们身边——比如可口可乐，比如耐克著名的"钩子"标志，或者是一个右边缺了一块的彩色苹果——它们大量地出现在我们眼前，而出于某些现在尚不清楚的原因，我们潜意识里就会认为这个产品是值钱的或者很优秀的。

　　更糟糕的是，在如今快节奏的社会中，人们每天都受到成千上万条信息轰炸，也就更容易通过单纯曝光来制造名人效应。随之产生的后果是，这些名人不再通过我们通常理解的特长、竞争力、天赋等来获得人们的关注，而是通过在公众面前曝光而让大家留下印象，并且我们也逐渐习惯了这样的现象。

成功是如何取代自力更生的工作伦理的

　　我们整个社会对成功的关注，对它能改变世界的坚信，不仅仅是因为先人们通过成功获得了物质财富、社会曝光度、名望和地位。尽管这些成功人士近来已有走下神坛之势，但他们的事迹对社会文化的很多方面都有着潜在影响。

　　大约一百年以前，威廉·詹姆斯在 1906 年 9 月 11 日给威尔斯（H.G.Wells）的一封信中写道："道德上的软弱来自于对发财的盲目崇拜。那给成功一词赋予了肮脏的金钱解释——是我们民族的疾病。"詹姆斯想说明的是美国的精神遗产是如何导致"给成功一词赋予了肮脏的金钱解释"和成功为什么能给我们带来心理满足感。我们或许可以说，成功渐渐成为了我们的精神信仰。如此说来，给成功赋予崇高地位的信仰体系才是很多人心理失衡的根本原因。

在形成我们社会文化的各种理论中，尽管有所争议，但自力更生的工作伦理是影响力最大的。它强调了努力工作和自我牺牲是取得精神提升的手段。信奉这一理论的人坚决反对单纯为赚钱而赚钱。富兰克林在《穷查理年鉴》一书中质问道："贪得无厌和快乐是完全无关的两件事，怎么能将它们相提并论呢？"然而，确实有不少人还是认为，贪得无厌和快乐相关。因为生活方式要比道德规范更容易遵循。让我们回到问题的根本，我应该知道，有价值的工作是为自己而做，而不是为了外在的回报（比如金钱等）而做。

根据科顿·马瑟（Cotton Mather）的观点，金钱的内在价值不过只是表明了哪些人是上帝的宠儿。在他的个人义务中——我们称之为职业——马瑟坚持认为每一位有志之士都应该做有益他人的事。除非身患残疾，否则一个没有工作的人，对家庭、社区，甚至国家没有任何贡献，会被认为是不对的。马瑟在他的著作中写出了自己的观点，人类变成了"社会人"："一个人可能通过他的工作变得富裕，但个人的提高与自然界整体的改善以及有用的艺术和知识的进步有着附带的关系。"

著名学者马克斯·韦伯（Max Weber）认为，人们通过勤奋、自律、节制等方式实现高尚的生活是正确的，如果人们贪得无厌地追求物质更丰富的生活，则会导致一种病态。这种病态表现为精神空虚，无法获得心理满足感。

成功，而非祈祷

本杰明·富兰克林有些言简意赅的格言，比如"时间就是金钱"和"上帝只救自救者"之类，原本意在强调工作在心理层面的重要性，但很快变成了督促人们抓紧干活的劝告。人们渐渐开始相信，上帝会给那些不顾一切追求职业成功的人更多的偏爱。任何精神正常的人在看到富兰克林的话——"如果起晚了，那么一天都会在忙碌中度过"都会思考：难道休息就没有任何价值了吗？

实际上，我们社会对于生产力的执着已经越来越致命。想想我们在这章的开头引用过的雷·克罗克的话。雷·克罗克还在世的时候，他的成功哲学张贴在每一家麦当劳的标志上。从克罗克的角度来看，"老年"就等同于恶臭、腐败的东西！受其影响，很多美国人为了薪水而努力工作，他们认为，如果自己不埋头苦干，就会像农场里的废柴一样慢慢腐败掉。

早在雷·克罗克成为美国人民的偶像之前，阿尔弗洛伊德·丁尼生爵士的诗《尤利西斯》就揭示出了曾经英勇的征服者失去了对英雄和利益的追求时所承受的心理痛苦。他的比喻意义深远：武器没有擦亮而在生锈，以及与之相对的在阳光下英勇战斗。谁能读懂尤里西斯的厌倦感而不想到鲍勃·多尔（Bob Dole）服用万艾可的情况，因为他不再能从不断的政治斗争中恢复活力？丁尼生的暗示的字面、简单化的解释是：如果你没有像尤里西斯在围攻特洛伊城时取得的那样的成功，你就再也不能停止。当你的"武器"不再有用，你就相当于已经死去了，下这样的结论是否太突然呢？

强烈的个人主义……令人疯狂

大约在威廉·詹姆斯提出"道德上的软弱"来自对"发财"的盲目崇拜的观点后，克里斯托弗·拉什在他的著作《自恋文化》（*The Culture of Narcissism*）一书中将上述观点与现代心理学结合起来。他对美国文化的态度和价值观持一贯的负面态度，他认为，靠个人奋斗而获得成功的人是典型美国梦的体现，因为自力更生的工作伦理在个人积极性的基础上为社会灵活性铺平了道路。

个性、自主、独立，以及对成功的追求——都在加快人们寻求自己在独立或自我导向的职业中的价值（马瑟关于个人义务的概念）。这种对事业的热爱有许多意义，它成为个性的要素，取代了血统、信仰关系，以及所有其他的鉴别数据，这在历史上形成了推断和设计"我们是谁"的基础。

拉什的分析其内涵在于，当我们崇拜征服西部荒原的英雄和改变商业世界的企业家，应该知道，这些当代英雄已经背离了社会，转向了个人的职业发展，而他们在这里才能取得精神满足。因为人们逐渐相信，个人成就感是他们心理安宁所依赖的——自力更生的人变成了自给自足的人，为了社会利益而做事情，慢慢地但是稳固地走上了马拉车的道路。

自给自足的人的宣言

据说，如果科顿·马瑟和本杰明·富兰克林坐在同一条哲学的船上，马瑟一直在向着永恒幸福的岸边划桨，而富兰克林却只享受着财富能带给他的悠闲。从这点来看，富兰克林反映了他那个时代的贵族观点：美德是财富带来的。

在英国社会学家哈罗德·拉斯基（Harold Laski）看来，富兰克林是美国精神的最高象征，因为他通过自己的各种努力从而取得成功："正如每一个善良仁慈的人所希望的那样，他用自己的精明、睿智和奉献让世界变得更好，富兰克林是典型的美国人眼中的好公民。"罗素·B. 奈（Russel B. Nye）是本杰明·富兰克林自传的编辑，他也认同这个观点。尽管富兰克林的确在累积财富，但他并没有把商业看得很重，这样的"小打小闹"，既不能使他感到兴奋，也不能提起他的兴趣。实际上，如果他选择将自己的几样有商业价值的发明（比如他的电炉子或者双焦镜片）申请专利并投放市场中，那他可能已经变成了世上最富有的人之一。但相反地，他选择了在42岁退休，没有职业负担，过着朴素的生活。奈在书中写道：

> （富兰克林）需要金钱是因为金钱能够令他如自己所愿过着独立、有保障的生活。他想要的"是自由自在地阅读、学习、做实验，和其他有才华的人交换想法，分享他们的友谊和知识，这样的话才有机会创造出对整个人类有益的东西"……相对于金钱，他对知识更感兴趣。他不希望人们提到他时就想到金钱，正如"穷查理"所说的，"他并不是拥有财富，而是财富拥有他"。

然而富兰克林的话却无可避免地和美国式的成功联系在了一起。尽管富兰克林从未将金钱或地位看得很重，但众人却将他看作成功的榜样。

当富兰克林写自传的时候，只是想将自己赚钱的方式分享给更多人，包括在编写穷理查格言时，他也讲述了自己从贫穷到富足的奋斗史。富兰克林就是哈罗修·阿尔杰笔下从未完整描写的阿尔杰式英雄。在阿尔杰的每一个故事中，英雄几乎都不会依靠上帝的力量脱离贫穷走向富裕。只有一部小说的主角，少年小提琴手菲尔（Phil the Fiddler），是真正意义上的幸运儿：在一个寒冷的圣诞夜，因疲惫而掉入雪堆后，他被一名富有的物理学家救起，而物理学家的独生子正是在四年前的圣诞夜去世的。于是菲尔被收养了，从此过上了富裕的生活。

　　但富兰克林不会这样。刚开始工作时，他还是一个努力工作的商人，发明了很多至今还十分有用的设备，建立了大学，之后还成为国家宪法的奠基人，做过驻法国大使。他是一名受过良好教育的贵族，会将钱用在对他而言有意义的地方。富兰克林坚持古老的美好生活概念——至善，并且坚持亚里士多德（Aristotle）在《尼各马可伦理学》（*Nicomachean Ethics*）中对快乐的定义：与完美的品德相一致的积极的思维锻炼。

　　这么看来是不是会觉得很奇怪呢，仅仅在一百多年后，这位曾经是美国式成功的代表，并一直坚持思考的人，会被这些人造名人轻而易举地取代？尽管富兰克林用财富让自己获取快乐的行为的确反映出一些对商业的不屑，但他公开宣称的目标是可以让自己自由地思考。当我们已经无法确定为何美国人已经用对名人和自恋的沉迷取代了富兰克林对完美生活的定义时，我们似乎已经在这个方向上跨出了一大步，对金钱的热爱已经取代了对成就的热爱。

根据克里斯托弗·拉什的观点，在镀金年代之前的几年中，通过努力取得自我提升的理念已经转化成了强迫勤奋工作的风气：价值，最初是从精神层中分离出来的，现在又从工作中分离出来。既然做事的过程远不及最后取得的利益来得重要，那么金钱成为美国式"成功"的要义。从那时起，美国人就无法再静下心来接受《穷查理年鉴》中谦卑的内容。取而代之的是，巴纳姆（P·T·Barnum）的演讲"赚钱的艺术"为处在世纪之交的美国提供了可供参考的格言。很快，类似的作品比如拿破仑·希尔（Napoleon Hill）的《思考致富》（*Think and Grow Rich*）引导人们在这方面更加放纵。在由此产生的一些问题中，拉什特别提及：

> 以前，新教徒的理念是拥有独立的自我价值。尽管它们在 19 世纪下半叶变得功利，但成功本身还维持着社会道德感，意在为人类的舒适与进步做出贡献。而如今成功就像是对自己权利的终结，打败竞争对手只是为了满足自己的虚荣心。

在上述内容中没有明说的是，将成功看作一种结束的人将永远不会满足胜利以及把胜利作为自我肯定的源泉。拉什所描述的是依靠他人来维持自己自尊的人；没有对比的胜利对他们来说毫无意义。实际上，自恋的特征就是如何通过让他人承认自己华而不实的形象，来克服个人的焦虑和不安全感。

当强烈的个人主义者们通过奋斗将自己的生活从一无所有变成了符合自己的规划，自恋的人却只在脑中思考他的成就。美国梦从刚开始的无限可能，如今在公众赞誉下，已经逐渐沦为了自我沉迷。

RECLAIMING
THE FIRE

第七章　拥抱挑战、创新和改变

辉煌的人生不是通过技巧得来的。你无法一步登天，也不能靠照搬一些卓越人物的教条得到。能否赢得辉煌人生取决于你能否以最佳状态应对人生中一个又一个突发事件。

——爱比克泰德

　　你不应专注于风险，而应该专注于结果。做好分内的工作比冒险要重要得多。

——查克·耶格尔

　　在爱比克泰德成为人类行为学权威之前，陆军准将查克·耶格尔之类的英雄人物，以及其他研究过成功人士经历的学者都认为：战胜危险是取得成功的基本条件。希腊历史学家希罗多德（Herodotus）认为，"伟大的成就通常伴随着巨大的风险"。贾瓦哈拉尔·尼赫鲁（Jawaharlal Nehru）也说过，"过于小心翼翼就是最大的风险"。

爱比克泰德之所以使帮助人们获得"辉煌人生"这一事业充满兴趣，其中有一个非常私人的原因。他出身于一个罗马奴隶家庭，但最终在政坛上取得了很高的成就，还成为了斯多葛派（Stoic）哲学的一代宗师。他的成功道路可以说是本杰明·富兰克林式成功的原始样本：在获得自由之后，爱比克泰德一生都严于律己。他从未苛求环境的给予，所以对那些不愿直面生活困难的人也嗤之以鼻。

我认为爱比克泰德的名言体现了他的哲学精神以及认知行为治疗法的精髓。认知行为治疗法是心理学的一个分支，它通过帮助病人调节对压力刺激的反应来治疗精神问题。研究发现，一个害怕公开演讲的人，他恐惧的原因是，他认为如果自己的演讲得不到持续的掌声，那就表明演讲遭遇了失败。认知行为疗法通过调整患者对成功的评价标准，从而使其观点更加符合实际。爱比克泰德说得更直接。他认为，"人类烦恼并非来自于具体的事件，而是来自于对这些事件的判断和看法"。

逃避风险

爱比克泰德认为，人们对事物的看法会对其情绪反应和行为有着直接而深刻的影响。同样，自然而然地，他认为所有人都应该知难而上迎接挑战。不幸的是，在这个方面，爱比克泰德有些目光短浅了。

成功导致的最具破坏力的结果是，它极大地改变了人们对行为需求的看法。几乎每一个精疲力竭症患者都认为，继续对他们的能力进行评价会危及他们通过成功获得的物质。因此，在获得成功之后，很多职业人士都拒绝尝试具有建设性的变化，心理学家称之为"风险厌恶症"。

在我们的成长过程中，随着年龄增长和人生阶段的变化，难免都会产生厌恶风险的心理，但是这种自然产生的风险厌恶心理与成功导致的风险厌恶症完全不同。社会心理学家有一个未经证实的理论：年轻人与年长的人对风险的态度完全不同。年轻时，当我们面对挑战，我们的典型态度是"犹豫会错失良机"。但人到中年后，想法会逐渐转变成"傻子才会不顾一切"或者"三思而后行"等等。

由成功引发的风险厌恶症，会导致精疲力竭症状的多发，比如：自我设限、安可焦虑、企业纵火犯。成功导致的风险厌恶症通常被描述为一种停滞不前的恐惧——不仅害怕尝试新事物，而且由于心理代偿机能的减退，对其他事也无法做到积极主动。

吉姆今年 39 岁，是一家大型电子游戏制造厂商的销售副总裁，他的人力资源总监介绍他到我这里来接受治疗。根据这位人事高管介绍，自从公司领导将吉姆提拔到管理层后，他似乎就无法和其他人一起正常工作了。在担任新职位的 3 个月中，吉姆不断利用职务之便中伤他的手下，并宣称"他们没有能力从事新的挑战性工作"。据称，几位副总裁都投诉吉姆私藏有关公司战略、市场指标、销售预测等信息，不与同事共享。据调查，吉姆的用意是，防止他的下属在部门间的战略计划制定会议中做出有建设性的贡献。

在我与吉姆的初次会面中，我就感觉到那些流言蜚语可能都是真的。吉姆不愿意分享信息的原因在于他不愿暴露自己不能胜任本职工作。吉姆既不愿处理，也没有分享公司战略计划信息，因为他觉得自己没有能力参与其中。当我告诉吉姆其他人对他的看法时，他笑了。"私藏信息！他们可以在我办公室找到所有的报告和数据。我很高兴有人因为我在这个职位而感到害怕。"

当我对吉姆进一步了解了之后，我逐渐找到了他恐惧的原因。吉姆和公司的首席执行官都是第一代的意大利裔移民，并且——尽管听起来有点不可思议——很多人都认为吉姆之所以升职到高级管理层，是因为他和首席执行官来自相同的种族。当我开始向吉姆提供咨询后，事情变得更加夸张：在公司的一次决策会议上，吉姆几乎无法正确表达自己的观点，因为吉姆还没有习惯单独做出决定。于是，首席执行官让首席运营官去指导吉姆工作。吉姆不仅有了一位工作上的指导，而且他直接汇报的上级变成了帮他融入新职位的老师!

　　我之所以能够帮助吉姆掌握一套摆脱风险厌恶症的技巧,其中一个原因是,他内心还是渴望做好这份领导工作的:他有纽约大学斯特恩商学院的 MBA 文凭,他的父亲和姐姐也都是家乡重要企业的 CEO。从吉姆的成长经历来看,他一生都在准备做一名领导者。因此,根据爱比克泰德的理论,我提醒他,阻碍他的是他自认为自己的升职是不公正的。当我说服吉姆相信首席执行官给他升职是因为赏识他的才智,他不应该再纠结此事,机会就在眼前,是把握住还是放弃它都取决于他自己。吉姆开始重新审视自己对成为骗子的恐惧,准备像一个男人一样面对挑战,尽管这需要一个过程。

　　我能够帮助吉姆的第二个也是最关键的原因是,他有一个不为人知的理想。在他还是一个小男孩时,吉姆就梦想着让家族在葡萄酒行业像盖洛家族(Gallo)那样有名。吉姆和他的妻子都是葡萄酒行家,他们喜欢去纳帕庄园或索诺玛庄园(Napa or Sonoma Valley,均为著名酒庄)度假,他们约定赚够了钱就退休,买下一个酒庄,回归平静的乡村生活。

　　了解了吉姆的退休计划后,我就能相对容易地帮助他应对自己配不上目前职位的恐惧。我没有劝说他一定要战胜困难,而是告诉他,就算最后失败了,其实他也非常幸运。这种治疗方法叫作"似非而是引导法",经常能起到意想不到的效果。不到 5 个月,吉姆就重拾信心,暂时搁置了退休计划。

根据克里斯托弗·拉什和其他社会学家的理论，吉姆并不是典型的美国式职业人。因为我们总是高估了职业成功的表面价值，要让已经取得一定成功的人相信失败有时也是一个不错的选择并没有什么说服力。对绝大部分美国人来说，职业成功是他们看待自己和他人的全部标准，而且非常明显，他们的心理满足感决定于自己维持这种成就的能力。即便有些成功人士非常自信，确定自己的成就不是运气使然也不是靠欺骗取得，但是有时也难免害怕，如果不进行小心谨慎的保护，他们的成功也难以维持。

信奉"我的职业＝我的人生"的人迟早有一天会有强烈的脆弱感：如果你在心理上对工作过于重视，那么一旦在职场遭遇失败，后果要比失败本身更严重。打个比方，这种想法好比让你将所有代表自尊的鸡蛋放进一个叫职业的篮子里。一旦滑倒或者摔倒，你的余生就会像蛋头先生（Humpty-Dumpty）那样永远无法站起来。因此，执迷于"我的职业＝我的人生"的人更容易将职业面临的挑战、创新和改变看作是对成功现状的威胁。

连续挑战：从良性压力到威胁

要缓解由风险厌恶症导致的精疲力竭症状，可以从尝试新的行为方式开始。这是一个十分复杂的过程，充满了很多不可测的因素，但它也是唯一有效的办法。

挑战、创新和改变都遵循一个自然法则：物极必反。呼吸是一个典型例子。我们都本能地在吸入氧气，如果我们不能自然地呼吸，就会造成可怕的后果。过多的氧气会造成中毒或死亡，而氧气不足也是致命的。

同样的，感觉中枢对于不同程度的刺激也具有完全不同的反应。在之前对压力和激励的讨论中，我们认为人类需要来自外部的刺激，但这种需求并不是持续的。当我们适应一种程度的刺激后，我们通常会需要更深层次的刺激，或者更新奇的刺激，来让自己感到舒适或满足。还记得乐事薯片的电视广告吗，"试试看你能只吃一片吗？"这句话讲到点子上了：我们倾向于需要更多不断地有回报的刺激……但只能维持一个相当有限的时间。如果我们整整一年吃的零食都是乐事薯片的话，可能再看到它就会反胃。

挑战、创新和改变以类似的方式影响着一个人的职业生涯：我们确实需要上述三种刺激，但其中任何一种过多的话都会扼杀成功的可能。然而，我们对新鲜行为方式刺激的需求总量总是难以被准确控制。这不仅是因为这些外界的刺激是靠旁观者的眼睛被感知的，而且，当旁观者是一名专业人士时，这种感知才会被准确地把握到。

大部分职业对刺激的承受度在不断提高，几乎每个职业的起步都是学徒模式，这时自主的责任感是有限的。职业发

展的下一步就会承担更多的自主机会。随着时间推移，成功
的职业人通常会变得更有创造力，更具自我引导能力。最终，
他们会到达一个新的阶段，一方面是对压力或者说刺激的需
求，另一方面是希望控制局面，并且尽量使自己远离失败的
困境，这两方面最终要达到一种良好的平衡状态。要达到平
衡状态，你需要不断做出抉择，因为职业生涯每天都存在变
数。

　　我将这种抉择称之为"金发女孩的进退两难"：是继续从
事驾轻就熟的工作，它毫无挑战性（由于刺激程度不够，容
易使人感到无聊）；还是接受新的挑战，有可能会很棘手，也
有可能会伤害你的自尊；还有第三条路，即寻找出能把你从
前面两种选择中解脱出来的方法，因为那两种选择都不是你
想要的。

　　如何帮助人们解决这个"金发女孩的进退两难"问题？
你可以说通过将职业中面临的挑战调整到一个**恰到好处**的程
度来实现。这种回答就如同，当有人问你怎样才能登上珠穆
朗玛峰，你回答一步一个脚印地往前走，敲几个岩钉，再顺
势向上爬就可以了，这种回答正确却毫无用处。从一个理想
的状态转到一种处处面临挑战的生活中，人们通常会很难适
应。因此，如果一个人不被事先告知、充分理解这种变化，
并且采取行动来对付这些挑战，那么他很快就会把这种挑战
视作对自身荣誉的挑战。

　　图 1 是 R. M. 耶基斯（R. M. Yerkes）和 J. D. 道森（J. D. Dodson）在 1908 年制作的图表，体现了动机和表现之间的关系，形象地证明了上述现象。

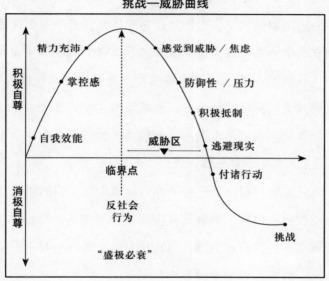

挑战—威胁曲线

　　根据目前大家熟知的耶基斯－道森法则，通过激励、压力、需求等方式对一个人进行外部刺激，通常会不断改善他的行为，最终达到一个最理想的状态。然而，超过这个最理想状态的临界点，再加强激励就会适得其反，带来行为水平的持续下降。

　　图 1 中的挑战—威胁曲线详细地说明了两者之间的关系。正向的职业挑战将激励人们不断地投身其中，挑战不断增强，人们成功完成工作后心理上的满足感将会随之增加。但是，

当正向的挑战不断增加，超过最理想状态，或者说负面的激励不断增加，过多的激励将会带来焦虑的感觉。当行为的结果无法带给人们对自己的信心和良好的自我感觉，这种行为产生的心理结果就不再是满足感，而是对自己苛求的痛苦。

上述原因证明了让人选择是接受还是逃避一项工作的关键所在：他认为做这项工作会带来什么样的自我感觉。如果一个人认为参与某项工作会给他带来自我满足和自我肯定，他就会接受；反之就会逃避。但是因为人类的思考过程不会像实验室的小白鼠那么简单，有很多其他因素会影响一个人是否会在成功后继续迎接挑战。

研究表明，在以下三种条件的环境中，人们的表现欲通常会比较强：（1）认为自己有责任去争取成功；（2）知道自己的行为会很快得到反馈；（3）行为带来的结果并不一定是成功的。如 T. E. 劳伦斯（T. E. Lawrence）所言，"在确定的成功中无法体会到成就感"。这也说明了，难度不足的挑战和太具威胁的挑战一样让人烦恼。

一帆风顺带来的烦恼

一个滑雪者的例子可以很好地说明成功对一个人的激励作用。一开始，滑雪的目标是顺利地滑过初学者雪道，尽量不摔跤。当有了些进步，不再那么容易受伤之后，新手们会给自己加一些良性压力，试着去滑更难一点的坡道。滑雪者会从一开始的初学者坡道，到中等难度的坡道，再到高难度坡道，甚至到高难度的黑钻石坡道（难以下滑的陡坡）等。一旦征服了一种坡道，它对于滑雪者来说就是一种成功，除非在这个坡道另加一些难度，比如不用滑雪杆或单板滑雪等。

　　我们假定一个滑雪者，他在瑞士阿尔卑斯山发现了世界上最难征服的地点——这个坡道对他来说有不小的难度，但同时又不会太陡或者有太多锋利的冰，也不会有很多巨石挡道造成生命危险——那么他在征服这条坡道之后应该怎么做呢？一个可以滑过最艰难坡道的滑雪者发现，后面的挑战更加艰难，因为它不只来自于地理环境本身，而是更多的来自于害怕自己失败以后会蒙受耻辱。胜利之后的成功者所面临的情况与此相同。

　　与滑雪者从初学者坡道到瑞士伯尔尼雪道的过程类似，一帆风顺的成功会带来以下三种糟糕的情况：（1）被压力压得透不过气来；（2）通过自我设障的方式来为失败寻找外部借口；（3）逃避行为的预期效果。在这几种情况下，都会损坏人的自我认知，并影响其行为效果。

　　综上所述，我们可以充分理解人们在解决进退两难问题时的心理机制，事情并非单纯的行为需求了，而是人们自己陷入了一个"威胁论的怪圈"，担心无法征服这件事情会带来其他的负面影响。诚然，鼓励人们不断接受挑战的理论有其合理之处，但很多人依然坚信逃避可能导致自己蒙羞的挑战是可取的。然而只因选择原地待命看起来要比迎接有潜在威胁的挑战更为理智，相当多的成功人士被困在表面风光实际却痛苦不堪的职业瓶颈中。

考虑到 21 世纪的人们将有能力工作到 70 岁，这种思维方式将带来更大的问题。后果是，处在刺激不足的职业瓶颈期的人更倾向于虚度之后的 30 年或者更久，除非他们能在每次成功之后找到接受更大挑战的动机。

那么，处于这种境地的人要怎么找到合适的职业呢？首先要理解造成进退两难焦虑的原因。问题不在于"我应该做什么才能给生活增加一些良性压力"，而在于"是什么导致我无法离开这个让自己感到倦怠的困境"。以下的三个技巧可以帮你解答这个问题。

将创新和改变融入生活的技巧

1. 搞清楚你到底害怕什么

源于未知的恐惧很常见，也是最具破坏性的。当人们试图逃避的时候，大脑便会开始肆无忌惮地想象。前几年，我遇到了一件事：过了 45 岁的生日后，我决定应该定期做体检。马萨诸塞综合医院的约翰·格迪医生（Dr. John Godine）给我做了从头到脚的全面检查，还抽了很多血，据说要做几项化验。

　　大约一周后，在周五下午，格迪医生给我留言："你好，我是格迪医生。请看到后给我回电，我想和你讨论下血检的情况。"在我收到信息后，医生就开始了长达三天的小长假。直到第二周的周二，我才与医生见面，这三天对于我来说无比漫长，我疯狂地猜测着自己可能得的病。听了我的描述，格迪医生笑得合不拢嘴，他其实只想告诉我血检结果一切正常。那时我还不太了解他，不知道他喜欢和病人面对面交流，固执地认为他犯了一个大错，他只需在留言后面加上"一切正常"几个字，便可免去我的担忧。

　　很多精疲力竭症患者会被自己心中的悖论困扰。这种困扰导致了，即便病情已经严重影响了他们的健康，他们也不愿意寻求治疗。我在工作中治疗过几个问题儿童，他们都经常惹怒父母，自己却不以为然；还有许多风流成性的男人，他们对来自配偶的愤怒和责骂全然无动于衷。毫无疑问，这是典型的皮拉斯复仇，当事人的心理机制被称为"症状回馈"，即：处于冲突风暴中心的人，对冲突本身可以产生免疫力。

　　因此，从单纯的功能性角度来看，进行皮拉斯复仇的人，表面上看起来是弄巧成拙，但也可看作他们在行动中有着很强的适应力。一旦意识到有糟糕的结果要出现，他们就会通过自己的方式去克服，或者尽自己所能将痛苦减到最小。精神病学和其他理论结合，证实了如果惩罚性的结果已被预见，那么预见到后果的痛苦比事情发生时带来的痛苦要大得多。换言之，推动糟糕的结果早点出现，并且做好应对准备，比被动地等待惩罚的降临要好得多。

当我们全面分析冒险厌恶症后，可以很清楚地看到处于进退两难地步的人通常会在脑海中设想很多失败的后果，他们之所以这么做是因为他们并没有真实地体验过失败。他们对失败后果的焦虑大都来源于道听途说——正如我当时猜想格迪医生可能要告诉我的病症一样——这些焦虑所带来的痛苦远比一次、两次、三次失败所带来的痛苦严重。

所有成功人士都该认识到，如果他们终将改变生活方式，那就不如尽早改变，而不是等到 45 岁或者 50 岁，因为到了这个年龄，一个人的适应会大大降低。趁着年轻，即便遇到糟糕透顶的事情，总会有办法克服的。

在如今的职场中，改变并不意味着孤注一掷。职场对人才的需求旺盛，失业率长期保持低水平，很多职业人可以将全部精力的 75% 投入主要职业中，剩下 25% 可以投入副业，并且保持着稳定的人际关系。在 21 世纪，越来越多的人都有机会尝试公益性的工作或与众不同的职业，它们具有两种特点：有很强的新鲜感和挑战性；被职业困扰的人也可以借机测试，倘若没了工作，自己是否真的要挨饿。

斯科特·亚当斯（Scott Adams）是通过这种方式获得成

功的著名人士。在创作出著名系列漫画《呆伯特》（*Dilbert*）之前，他一直是一家电信公司的底层职员，有十几个上级，他在那里工作了 9 年，在最后的 6 年里，几乎所有经理都知道他有一个副业——构思和创作漫画。

1995 年 6 月 30 日，如同成千上万个被公司裁掉的员工一样，亚当斯也遭遇了成功路上的最大打击——失业。可以说如果他没有这样一个坚持多年的副业，他转行成为漫画家的过程就会艰辛得多。

2. 放弃改头换面的念头，试着从另一个角度看待自己

患有精疲力竭症的人总是试图彻底治愈所有症状，事实上，这是不可能完成的任务。因为时间已经太迟了。更现实的目标应该是控制并减少病症。如果症状是由性格原因造成的，比如皮拉斯复仇或自我放弃一般的酗酒，这种人是没有办法改变自己对于职业价值、成功需求抑或是失败后果的看法的。但是通过努力，这些人可以把自己对成功的理解控制在正常的范围之内。我之前的一个病人彼得就是这种情况。

和很多成功的高管一样，彼得是被妻子拖来见我的。他的父亲是一位非常杰出但也十分吹毛求疵的人，彼得成长在这样的环境中，一直都想要证明他并不是父亲口中的傻瓜。结果，彼得不断地追逐着一个又一个成功，根本无法停下脚步想一想自己为什么总是被声名所累。

彼得曾经有一个成为职业军人的计划，但在成为海军军官后放弃了这个计划，回到波士顿打算自立门户，不想让自己的事业再与父亲有牵连。作为一个生来就有企业家头脑的聪明人，彼得在休闲体育用品行业打出了一片天地，开了一家零售店，并在 5 年内扩展到 3 家。

彼得的妻子是一位非常虔诚的教徒，他们是在一个教会组织的活动中相遇的。但随着公司业务的增长，他的妻子却向法庭起诉离婚。多年来，妻子一直为这个家庭默默付出，照顾四个女儿，其中有两个还处于青春期，使得她无暇顾及自己的艺术事业。她的律师建议说，也许接受心理治疗要比在法庭上针锋相对好一些，至少可以做最后的努力。所以，这对夫妇就来找我了。

和许多成功人士一样，彼得并没有意识到成功对自己的吸引力有多大——"我会做给你看的！"——彼得认为既然自己已经十分富有，又是真心爱他的妻子，可以考虑卖掉自己的公司，从而专心照顾家庭。他认为这样就能让妻子满意："她想让我和家人一起共度周末，重视教堂活动，自从开了公司，我就几乎很少参加教堂活动了；她还希望我多陪陪她，没问题的。"我（委婉地）告诉彼得，这只是他的幻想，而他的妻子也同意我的看法。不出我所料，彼得立即提出抗议："相信我，这个情况在我控制之中。我不会为了事业牺牲家庭的。"

后来，我又与彼得夫妇谈过两次，我告诉他事业并不是困扰他的主要原因——急切想要证明父亲对他的错误评价才是。彼得回到了教堂，还和孩子一起踢足球，但一年后他们还是离婚了。

发生了什么呢？18 个月后彼得再次到我这里接受心理治疗，他告诉我："我自己完全没有意识到，我重回教堂的时候，我不明白他们的管理怎么会如此混乱。"很快彼得就成为了教堂执事，实际上也相当于一个庞大组织的运营官。尽管他自己当时没有意识到，但在潜意识中父亲对他的严厉苛责下，对成功的追求又一次主宰了他的选择。

彼得也认识到了这一点，他幽默地说宗教让他认识到了自己性格上的特点。他理解了导致自己成为工作狂的原因，并下定决心不再让它影响自己的第二段婚姻（在他回来找我之前一个月刚举行婚礼）。我则告诉他："彼得，弗洛伊德说过，'性格即命运'。我们看看你是不是能调节好，而不是全部推倒重来。"

我们大多数人其实都和彼得的情况相似，不过是情况有轻有重，都会不自觉地去实现少年的愿望，而它在我们五六岁之前就已经在性格中定型了。在完成了心理治疗后，彼得接受了他的这种追求成功的性格设定，并学会通过判断这一性格中哪些部分是正常的，哪些部分是反常的，从而来调整自己的行为。

实际上，彼得实践了爱比克泰德的理论：换一个角度看那些让我们不愉快的事。根据现代精神病学的观点，彼得是在重新审视自我——即与自身保持较远的心理距离以便能够审视自己的行为和意图。在这个过程中，他学会了接受自己的缺陷；尽管对"第二好"的情况还是感到不满，但他已经试着接受来自第二任妻子的爱和支持。彼得并未"完全打破"自己的性格特点。他所做的只是换个角度看待自己，并且在人生中第一次体会到了心理满足感。

3. 进行心理多元化训练

千百万年前，世界尚未形成时，就有说法认为男人来自火星，女人来自金星。已婚的夫妇都知道，老话说得好，改变是生活的调味剂。即使夫妻在感情一开始都对性抱有极大的热情，但也不得不承认，时间久了，再激情的火焰也会熄灭。具体来说，这种欲望的减退并不是某一方的错：人们会对大部分刺激逐渐习惯，包括性爱。

研究婚姻关系的心理学家将一夫一妻制中的性激情发展轨迹称为**硬币法则**：在结婚的第一年，每发生一次性关系就在罐子里放一个一分硬币，在之后的婚姻生活中每发生一次关系可以取出一枚硬币，最终会发现硬币是有剩余的。诸如此类的发现也令一些人类学家觉得一夫一妻制是违反自然规律的。

　　幸运的是，夫妻可以通过去国外度假，在新的环境中发生性关系，或是玩一些卧室的小游戏来维持婚姻的新鲜感。那么职场人士是不是也能通过类似的方式给早已习惯的工作加一点刺激呢？如果他们愿意通过以下两种非单一模式来改变自己的工作方式，那么答案当然是肯定的：（1）盆栽艺术；（2）长期多样化。

　　盆栽艺术　第五章中我们讲述了将职业发展看作制造盆景而非种植圣诞树的优势。培养一棵既漂亮又值钱的树，用这种价值观来比喻预防精疲力竭症的职业生涯十分贴切。为了找到整修职业生涯的机会，就像盆栽师傅给树修型一样，首先需要打点基础。盆栽艺术的意义之一在于——与盆栽手工艺不同——它可以让后续的生活变得充满意义，不再令人感到倦怠。

　　每一名职场人士迟早都要承受类似树被盆栽工人放进小花盆里的命运：它的根遇到了阻碍；对树根来说这个花盆太小了，甚至影响它继续存活。为了让盆栽的树——我们就说黑松好了，它甚至可以长到 9 至 10 米高——能够在花盆中存活，你必须每隔一段时间去修剪它的树根，并经常换盆。

　　职场人士就好比盆栽树木：有的人被困在金手铐或者西西弗的地狱中，为了将这些有天赋有才华的人从职业倦怠或抑郁中解脱出来，你必须定期将他从长期存在的环境中移出，并放置在一个新环境内。然而盆栽师傅知道，不能仅仅将树根触壁的树移到大一点的花盆中——花盆的尺寸要符合盆栽艺术的审美——要应对职场人士遇到的触壁问题，必须根据个人实际情况综合考虑。更直接地说，给职业生涯增加挑战性也是要看机遇而定。人们在应对精疲力竭的症状时，最大的错误之一就是忽视了自己的直觉：所有事情不能一概而论。然而随着时间推移，高层人士们往往错误地认为，任何回报都能带来心理上的满足感。

几年前我供职于纽约一家约 650 人规模的法律公司，帮他们处理员工流动的问题。那时，不仅仅是他们，包括整个美国的法律公司，就算员工工作得很开心，公司也给他们制定了职业发展计划，仍然无法阻止员工们跳槽去往互联网公司，哪怕只是做全职的行政工作。不幸的是，一位好心又天真的管理人员处于稳定团队的良好愿望，认为给年轻员工圣诞现金补贴的方式太老套了，便决定在当年的圣诞节给每人发 8000 至 15000 美元不等（根据职位不同）的圣诞旅游奖励。这个做法原本意在激发员工斗志，但却遭到了一致反对。

以下几条该公司职员的状况，是这位好心办坏事的管理人员没有考虑到的：

☐ 很多员工都需要还大学或者法学院的教育贷款，家里还有孩子要抚养。他们对现金的需求远超休息和放松。

□ 大部分员工都是独自抚养孩子，没有长辈帮忙照看。
假期如何安置孩子对他们来说比工作更头疼。

□ 大约 10% 的员工是同性恋。因为旅游奖励需要去公司
合作的旅行社兑换——旅行社帮他们办机票住宿等需
要真实姓名——这些员工担心万一自己的信息泄露，
别人就会知道他们的性取向。

□ 至少有 3% 的员工准备离婚，或是有一些婚外情。同
样地，他们也担心这些信息遭到曝光。

□ 所有的员工都表示，自己太忙了，没时间安排旅游。

所以，无论是进行一个公司范围内的"移盆"工程或者
是对单个人进行"移盆"，要记住的是，一定要搞清楚对象的
特点，否则物质奖励带来的心理回报会被降低。

幸运的是，很多企业都开始尝试着做一些"移盆"的
努力，并且这种做法已经开始影响所有美国的人力资源部
门。管理学专家克里斯托弗·巴特利特（Christopher Bartlett）
和舒曼特拉·高沙尔（Sumantra Ghoshal）证实，联合利华
（Unilever）作为一个跨国大公司，在公司范围内实施的"移
盆"项目已经颇有成效。根据巴特利特和高沙尔所言，"根据
一些公司的成功经验，帮助管理人员发掘新的潜能，摒弃陈
旧套路的最有效方法是，让他们体验新的工作岗位。通过将
部分高管在不同部分、不同业务、不同地域甚至国家进行轮

岗，管理层的潜力被不断发掘出来，适应性也在不断提高。"

如今，很多善于管理的 IT 企业对成功完成项目的员工和经理表达祝贺与赞美的方式很特别，而且富有洞察力：他们将这些员工调离原先的部门或公司。作为工作完成得特别出色的回报，这些职业人即将开始新的征程，准备在新的岗位上复制他们先前的成功。

这种简单而奏效的"移盆"方法，证明了即使一个人的天赋和技术都很优秀，他们仍然需要精心的培养和指导。而单纯的金钱回报无法做到这点。唯一能刺激大脑的只有挑战。如果你知道下一次成功会来自于一个新奇的挑战，并能感觉到这个挑战可以在自己的掌控之下，你就好比三只小熊故事里的金发女孩，只需简单地告诉厨师粥要怎么做，然后等着上菜就行了。

这也不是说金钱是完全无用的。只是，在其他条件都平等的情况下，定期给员工"移盆"，防止其"触壁"，肯定比单纯的金钱奖励要好得多。

其实，你不一定非要在财富 500 强公司工作才能获得"移盆"待遇。事实上，如果你从事自由职业，就能更切身地体会到"盆栽移盆"模型的优势。在毕加索的职业生涯中，他从许多方面都让自己进行了"移盆"，并取得了非常好的结果。毕加索不仅将自己的绘画风格从现实主义转换到了立体主义，作画的媒介也时刻在变化。

　　这位大师可以同时进行几项不同的项目。在他的工作室中，分散地放着油画、线条画、拼贴、雕塑等等，而且每个作品都处于不同的进度中，毕加索会按自己的心情去进行创作。

　　通过在不同的作品中转换，毕加索做的要比"预防触壁"更多；他有策略地保护了自己的自尊，比如，他的作品《格尔尼卡》受到了评论家们的严厉批评。此时毕加索能够自我安慰："我不仅仅是个油画画家，还是一名雕塑家。"通过分散自己对艺术的追求，毕加索找到一种让自己不在一棵树上吊死的方法。同时他也拓宽了自己的认知，长期以来，便建立了多元且抗压的自尊。

　　长期多样化　这是一种拓展职业空间的方法，其范围比毕加索的实践更广泛。长期多样化的主要理论根据是基于以下原则：如果一个人的职业生涯能在多个方面得到积极反馈，那么在面对创新和改变时，心理会变得更加坚强，不会害怕失败，也不会那么脆弱。有多样选择的职场人士，他的自信如同建立在稳固的三角支架上；而吊在一棵树上的人，其自信建立在一个单脚架，相对来说并不稳定。

　　如果成功人士愿意重新定义他们的职业规划，那么他们都可以给自信建一个合适的"三脚架"。打个比方说，职业生涯一帆风顺的人是很难逃脱进退两难的困境的，因为习以为常的成功无法提供良性刺激，反而有难以捉摸的失败。

　　人们保持长期多样化的动力是：渴望新事物，即对于新事物的贪婪。如果你是一个只画肖像画的画家，对你来说要实现对新事物的渴望可能要比毕加索更困难。如果你将精力分散到不同的方面，而不是只追求某一个职业的高度，那么你的自信就有了更宽阔的稳定支架。

要克服重新规划职业目标所产生的焦虑，首先就是要理解给予你的职业生涯是可以重组的，就像调整投资组合一样。从心理学的角度来看，要记住的是你是一个具有完整人格的人，而不仅是由原子组成的聚合体，因为一个整体的人要大于构成他的各个部分的简单相加。就像一个漂亮的手镯，当组成它的各个部分互相辉映，整个手镯就会变得更加可爱。同理，人们经常错误地认为自己的性格特征由以下等式组成："智商＋情商"或"情商＋爱孩子＋喜欢小狗＋很厉害的反手击球"＝凯茜。由此可见，凯茜的网球搭档看到的是她的反手技巧，她工作的同事们看到她的智商＋情商，她的丈夫希望与她组成家庭是因为她喜欢小孩和狗。每个方面看起来都是被需求的。

由此看来，人和成千上万块马赛克拼成的图很类似，从远处看，似乎就是一个整体。但如果近距离仔细观察，那每一小片都是独立的。人也是一样，从不同角度看，就会有不同的结论。

要形成"整体"的概念，就要深刻理解"整体"能够比单独的部分产生更大的能量。因此，每次你重新定义自己时——这里加一点很久没用到的才能，那里去掉一点不合适的行为方式（并非性格特点）——一个全新的你就形成了。

我来解释一下整体概念的基本心理原则：回忆一下纽约时代广场的巨大信息屏，你所看到的字是由静态的、闪烁的灯泡组成的。你的大脑将这些灯泡的组合整理成了整体的形态，大脑就是这样工作的。因此，成千上万个单个的灯泡连续不断闪烁的效果，就形成了一个整体的信息，这就是整体：1+1=3。

那你呢？你对自身怎么理解？难道你只把自己看成是一个经理？如果是这样的话，试着通过改变一个细节部分来调整整体的方向，比如养猫、做一名翻译者（关于管理学或企业哲学）、与他人做更多交流，诸如此类。在现在这个时代，每本商业杂志都会刊登关于如何重塑自我的文章，上述的方法听起来不免有些老套，但事实是，只有当你能以整体视角看待自己，而不是注重部分以至于迷失自我，才能坦然地面对工作中的挑战、创新和改变。重塑自我是不可能的，重新认知自己意味着要接受现状并扩展自身的格局。

人们在职场中经常通过以下方式重新认知、规划自己的才能和职业发展：他们审视自己的知识面（没错，也包括兴趣爱好），自己的管理能力、沟通能力、销售能力以及策略规划能力等，然后就像一个饥肠辘辘的人来到自助餐厅一样，将这些内容尽可能地融合在一起。每个成功人士，至少都能将行业知识和沟通能力结合起来，胜任这一行的培训或咨询类工作。销售能力 + 策略规划能力 = 天才经纪人或说客。如果你继续研究，还有无限可能。

我们可以看看康胜（Coors）啤酒在 2000 年春季发起的广告攻略。为了展示他们的产品是独一无二的，他们找了一些创新高手来为其代言。其中一个比较受欢迎的广告请到艾哈迈德·拉什（Ahmad Rashad）来饰演格里·费舍尔（Gary Fisher），即山地自行车的发明者。在广告中，费舍尔从他的竞速自行车上取下齿轮系统，装在传统的自行车上，这样他就可以骑过崎岖的地面。他为什么不买一辆山地自行车呢？因为当时还没有发明出来。

这就是整体概念逻辑在现实中的一个应用。你也可以做这种尝试——这有助于你把人生的支点建立在稳固的多脚支架上。为了减少重新审视和规划过程中的焦虑感，我有以下几个建议：

1. **放松**。你是在重新规划你的能力，而不是脱胎换骨。虽然很多专家倡导"重塑职业"，但这是不可能的，事实上这种观点是错误的。每个人都有与生俱来的性格特征，比如害羞（或者说内向）和自来熟（或者说外向）。如果你是个内向的人，你可能需要克服社交恐惧症，但你不一定要成为派对的风云人物。同理，外向的人不适合去做图书馆管理员。然而，如果你外向而富有控制欲，却从事强体力工作，你会容易担心自己的才能会被消磨殆尽，就像杰西·文图拉（Jesse Ventura）那样。文图拉州长似乎一生中都在重新规划自我：从一名捕猎海豹的水手（需要力量和勇气），到职业摔跤手（需要力量和社交能力），到政治家（需要社交能力和情商），再到 XFL 电视的评论员（需要名人效应和大胆言论）。文图拉一直在不断规划自己的职业，挖掘自己的才能，但是每一个阶段都至少以一点个人固有的才能为依托，文图拉从来没有试图完全重塑自我。

2. **主动控制。**正如前文讲到的，如果事情的发展在我们的掌控之中，做起来就会驾轻就熟。不仅如此，无数研究都表明，失去控制或无助感是崩溃的前兆。如果你自己决定重新规划的时间和地点，你将会在多方面受益：不仅在心理上做好准备去应对风险带来的压力，而且，你身上所散发出来的自信气息使你更容易获得别人的帮助，从而更容易获得成功。俗话说"没有什么能像成功一样成功"，因为在没有自知疑惑困扰的情况下我们会表现得更好。焦虑会使我们去担忧那些有的没的危机。在职场中总是去担心那些"万一"会削弱你的斗志，增加失败的可能。在进行职业重新规划时要自己把握好步调和节奏，而不是收到了解雇通知或者陷入财务混乱境地时才被动应对，只有如此你才能更好地面对未来。

3. **迎接坏消息。**在重新规划职业时，不要盲目乐观。乐观并非不可取，但盲目乐观会让人看不到困难所在。在 20 世纪 90 年代后期，安迪·格鲁夫（Andy Grove）以及兰斯·阿姆斯特朗（Lance Armstrong）与癌症病魔斗争的经历引起了美国人民的关注。这两人都知道成功的概率不大，但他们都坚持不放弃，最终都成功了。最重要的是，当格鲁夫和阿姆斯特朗都准备好要与癌症做斗争时，他们都承认危险或者说冒险的存在。然而通过准备好迎接——既不是拒绝也不会逃避——眼前的问题时，他们都比预想做得好。迎接坏消息并不意味着你要想象所有负面情况所产生的后果；这会是灾难性的，持续焦虑的思考甚至要比盲目乐观更糟糕。但只要了解你的敌人，做好战斗计划，并对可能的后果做好心理准备，结果往往是可控的。

4. 别忘了，还有一种压力叫作良性压力。 当一个人对机遇感到兴奋时，身体内的生物反应其实和他面临压力环境产生的忧虑是一样的。当你决定要重新规划职业，难免会对前景感到忧虑。在所有投入精力并想要成功的事情中，我们被肾上腺素——让我们心脏跳动的化学物质——所激发。不论是要力争金牌，还是打倒一个抢劫犯，或是和心仪的人第一次约会，这些情况都适用。如果你已经做好准备，暗示自己肾上腺素水平会升高，并具有自我证明（"我很兴奋"）而非自我失败（"我害怕失败"）的心态，成功的可能性就会大幅提升。记住："困扰人们的不是事情本身，而是人们对事情的看法。"早在公元 135 年，爱比克泰德就说过这句话，直到今天仍然适用。

RECLAIMING THE FIRE

第八章　征服高山，
　　　　不如征服自己的内心

财富和美貌带来的声望是短暂而脆弱的；精神意志的强大才是优秀和持久的。

——萨勒斯特

　　我们要征服的不是高山，而是我们自己。

——埃德蒙·希拉里爵士

　　大部分企业的高管都已经认识到掌握简洁有效信息的重要性，如今信息科技的快速发展更是加剧了他们的紧迫感。对于信奉"慎思终有益"的人来说，有一个简单朴实的方法可以帮助他们减轻精疲力竭症的症状：读一下美元纸币背面印的话——"我们信奉上帝。"为什么财政部要在纸币上印上这句话呢？显然，这是在提醒人们，金钱不是万能的，世上还有很多值得我们珍视的事情。

自从人类有历史以来，许多伟大的思想家，比如萨勒斯特，早已提醒人们切勿把幸福的希望寄托在美貌或者金钱上。在《圣经》中也出现过类似的内容，旧约箴言（11:28）中提到："指望财富能带来一切的人终将失败。"连弗洛伊德也说过："人们总是用错误的标准来要求自己，而这个做法很难改变——他们为自己寻求权力、成功和财富，羡慕他们眼中的成功人士，并低估了人生的真正价值。"

埃德蒙·希拉里爵士，拥有巨大的财富，但是他并没有沉迷其中，而是声称"我们要征服的不是高山，而是我们自己"。他知道心理上的满足感源自于克服自身弱点，战胜个人恐惧，而与财富的积累无关。他认为，只有在为自己的错误承担责任或不再寻找借口后，才能得到心理上的成长。其实，埃德蒙爵士的格言里蕴含的真意是，真实的自我评价是人生中最难的事情。帮助一个人认识到他在自我实现过程中的障碍（比如金手铐）或批判一个人的性格是一件十分困难的事情。倘若此人还信奉成功将带来一切，你几乎无法唤醒他。

大部分承受精疲力竭症痛苦的人都不愿进行真实的自我评价，因为他们害怕被羞辱或者丢脸。除非真的有创伤能打破他们脆弱感情的防线，否则那些相信"思考致富"的人，无法投身于无法给他们带来经济利益或者社会地位的活动，哪怕这个活动意义非凡。而且，这样的人无法相信别人的慷慨大方，内心的贫穷和表面的富有常常相伴而生。对自我有正确认识的人却更容易对别人产生信任，因为他们是完全独立的。可以相信别人，并且愿意依靠别人的人可以说是世界上最幸运的了，虽然他们可能不是传统意义上最出色的人。

自恋还是自欺

自恋和对他人的不信任常常同时出现在一个人身上，这绝非巧合，如果一个人只有依赖物质财富才能获取心理满足感，他就无法和别人建立起真正的亲密关系。这一现象就像是，一个孩子试图推翻大人对他的负面评价。当一个人过多地展现出自恋心态，炫耀自己的财富或者吹嘘自己的能力，你可以确定，他们的沾沾自喜其实是在潜意识里告诉父母："看，你们错了。"

心理学家认为，人们会通过一种叫投射心理的方法来保护自己不受负面反馈的伤害，具体做法是：将他人视作负面情绪的来源。按照这一理论，如果一个自恋狂感到自己不那么优秀了，投射心理会让他们相信，"不全是我的问题，是他们的错。"延伸开来说，投射型自我保护心理让你相信自己当然是特殊的，理应得到肯定和喝彩，不过事实上，你羡慕并仇视那些你认为没有你强的人。然而，产生这种投射型保护心理的最重要因素是愤怒。几乎所有在医学上被诊断为自恋型人格的人都不自觉通过各种症状（夸夸其谈，盛气凌人，迷恋成功、财富、美色），来掩饰由于内心复杂的不满情绪而产生的愤怒。

对于自恋的人来说，如果不能控制住内心的愤怒，几乎无法获得成功。而他们一旦获得了成功，压抑已久的自我认知就会浮现出来。作为自恋狂自我保护心理构成的一部分，这些人经常会贬低别人：他们行为傲慢，缺乏最基本的同情心。在更极端的情况下，当他们的需求没有立刻得到满足，他们心中的愤怒会狂风骤雨般爆发出来。

不难想象，那些童年时经常被呵斥和贬低的人更容易变成自恋狂，他们都对真实或想象中的羞辱和轻视异常敏感。如果他们保护心理不受伤害的唯一方法是将自己的不满发泄到别人身上，那么他们很容易对他人产生蔑视。讽刺的是，这种保护会产生一种恶性循环：自恋者为了逃避自己的不满足感，便通过蔑视他人来产生自我认同。这种行为，反过来，会引起被蔑视的人的反击。如此一来，自恋者就有明确的正当理由继续蔑视、疏远和不信任他人了。

浮士德式交易

在自尊心受到伤害时，自恋狂便会借助投射型保护心理来提振自我意识，这种心理其实是对现实与理想落差的补偿性思维，这种思维看似是善待自己，其实非常有害，"既然他们不喜欢我，那我就做出一些让他们不得不喜欢我的成就来"。这个被轻视的人认定，"不讨人喜欢"是自己的缺陷之处，这一缺陷只有通过其他的东西来补偿，比如才干、能力、智慧等。这种心理有一个隐藏的好处：它会促使一个人去争取有回报的成功，尤其是物质回报。然而，问题在于，如果总是通过压抑内心的愤怒去追求成功，从而赢得他人的爱戴，那么，当他成功的时候，深埋心底的愤怒也会再次被唤醒。

一方面，这种应对方法——"我可以通过自己的成功来赢得别人对我的喜爱、钦佩和认可"，会造成他们对所向往的事情（真正的爱戴）的一种不成熟理解（盲目崇拜）。另一方面，一旦自恋狂对盲目崇拜的真正意义有所察觉，他们会感到很受伤，并导致更多的贬低别人的行为。最终，这一补偿思维会带来浮士德式的悲剧：他们过度依赖物质上的成功以及这种成功对自我价值的肯定，越来越无法信任他人，也越来越难以获得真正持久的精神上的满足。

浮士德式交易的后果

格鲁乔·马克思（Groucho Marx）有句名言"我不愿从属于任何将我看作会员的俱乐部"，而浮士德交易像是这句话的悲剧版本。通过展示权利或财富得到的爱并不是你真心想要的，因为它太肤浅了。说得难听一点，这个交易将不可避免地成为一把双刃剑：意识到"他们爱我只是因为我所做的可以取悦他们"，同时也意识到成功不是无限的，一旦表现不佳，那种爱也便停止了。当人们陷入用成功换取爱的浮士德交易时，"如果我不成功，他们就不会爱我了"所带来的恐惧可以被意志力征服，人们可以通过不断的成功来维持自己拥有的一切。长此以往，事情会越来越糟。除非人们能够面对真实的自己——大部分成功人士其实知道自己内心的真实情况——否则他们都会像轮子上的小白鼠一样，永远被恐惧所困扰。

连通性：再生力的先驱

自恋狂一开始并不知道自己最终会面对多大的痛苦，当他们一旦意识到自己无法永远维持成功时，他们就不得不对自己的生活方式产生怀疑了：他们对名利的狂热追求使他们忽视了自己与他人、与社会的联系与融合。克里斯托弗·拉什曾这样说，自恋者"对他人的蔑视与贬低，以及他对别人的一切毫无兴趣，使得自恋狂的生活更加枯燥，这就进一步加深了自恋狂内心的空虚感……自恋狂恐惧与他人的精神交流和对他人的精神依赖，以及他们在与他人相处时的控制欲和虚情假意，使自恋狂与他人之间的相处更加糟糕"。这也是为何那些终其一生去征服一座座高山的人，到头来却发现最难征服的是自己。他们最大的恐惧在于（如果他们承认的话），当他们不能依靠成功的虚幻意义而生活，而不得不依靠别人的关爱来生活的话，他们根本就不知道该怎么做了。

"罗伊"（Roy）是一位55岁的管理咨询师，他的合伙人（也是唯一的朋友）介绍他到我这里来接受治疗，他担心罗伊恐怕会"再次心脏病发作并死亡"。他朋友的担心有据可循：罗伊每天有12个小时扑在他的咨询工作上，还要花2个小时喝酒。他的朋友说："自从他失去日本客户之后，我真的很担心他的身体状况。至少他之前去日本时，都会和航空公司的空姐发生点浪漫故事；而现在，他除了工作和喝酒以外，就会没来由地责骂别人。"

为了应付合伙人，罗伊同意与我进行第一次谈话。罗伊对自己的工作很满意，很享受为别人判断是非，但是，对于工作以外的生活，他实在不知道该怎么安排了。罗伊出身于波兰移民家庭，他是家里的独子，父母在纽约艰难地将他抚养大。他的父亲是一名酗酒成性的卡车司机，在罗伊5岁那年就抛下了家庭。罗伊的母亲不堪这一沉重打击，患上了精神分裂症，由于没有得到及时治疗，情况越来越糟糕。幼年的罗伊感受到了和所有经历过父母去世或者离异的孩子一样的信息——你是多余的。

幸好罗伊是个聪明的孩子。从一年级起他就懂得用自己的聪明才智获得表扬，他一直生活在各种荣誉中。罗伊不会因为没拿到"A"而受到父母的责备，但他认定，只有通过优异的成绩才能得到好的结果。尽管学习成绩和老师的关爱使他感到满足，但这远远比不上父亲的一个欣慰的微笑或是母亲慈爱的拥抱。

由于体质柔弱又总是看书，罗伊从不参与任何体育活动。而且他非常害羞，这也阻碍了他在高中阶段参加其他的课外活动。在纽约城市大学，他每年都是优秀学生，但却几乎没有朋友。大学毕业后，他与邻居家的一个女孩结了婚，女孩对会计很感兴趣，正好与罗伊对经济的热爱很般配，两人组建了一个平平淡淡但是志同道合的家庭，暂时还没有孩子。

如果没有 20 世纪 80 年代的经济繁荣，罗伊很可能就这样平淡无奇地度过一生。像很多在那个年代爆发的书呆子们一样，罗伊从一个会计事务所默默无闻的小职员，变身为年薪百万的经济战略家，从事当时纽约最热门的公司并购业务。罗伊拥有了财富和社会地位，但是你很难相信，当罗伊和他雄心勃勃的团队一起高歌猛进的时候，罗伊正压制着内心复仇的怒火。学生时代的罗伊，成绩优异却没有什么社交能力，当他成为公司核心时，情况就变得复杂了。

很明显，罗伊不是一个很有主见的人，也不是个健谈的人，在新的工作环境中，他感觉被冷落和排斥了，他认为以自己的贡献不应该受到这种待遇。然而，对于一家公司而言，一个"只有才智"的人是无法倚重的。罗伊的自恋倾向开始导致他的愤怒：他怨恨那些对客户很有一套的同事，称他们为反社会者、马屁精等。当这样还不起作用，罗伊便开始把成功交易的功劳都算在自己头上，他声称如果不是因为他的贡献，那些客户早就不知所踪了。罗伊冷嘲热讽地挑拨同事和客户之间的关系，他在这条路上已经越走越远。

后来，公司中 5 名数月以来饱受罗伊诽谤的年轻合伙人集体辞职开了一家时装店，这件事促使了罗伊在纽约那家事务所职业生涯的结束。虽然知情人表示就算没有罗伊，那几个年轻人还是会离职的，但是公司老板不这么认为。在这场公开的较量中，罗伊输了，这家公司曾经让他从青蛙变成王子，但如今他只能接受被解雇的结局。幸运的是，他在这家公司的一个朋友同意跟他一起建立自己的咨询工作室。对罗伊来说，在创业初期有一个稳固的联盟是非常有必要的。但是，这种稳定联盟的安全感更加剧了罗伊对失去上一份工作的心理痛苦。看起来，合伙创业可以让他免去许多不快，但也让他没有能够从遭到解雇的事件中吸取教训，他那病态的自恋愈演愈烈。

为了弥补被解雇的耻辱，罗伊对社会地位的渴望越发强烈。他甚至向我描述，在被解雇和成立工作室之间的一段时间内，他在亚洲度过了"天堂般的几个星期"，在那里，妓女们对他百依百顺。回到纽约后，他不顾自己的身体健康毫无节制地饮酒。而罗伊自恋般的自我放纵所带来的后果就是，他在 51 岁的时候心脏病发作。

当我开始对罗伊进行治疗时，已经是他心脏病发作后的第四年了，很显然悲剧的发生并没有使他清醒。他仍然看不起手下的小职员，克扣同伴的业绩，总是抢风头。在重压之下，更严重的问题出现了，罗伊甚至开始和他唯一的朋友兼合伙人翻脸了。

看到罗伊的自恋倾向已经接近失控，我担心再这样下去他会中止我们的治疗并遭受更多痛苦，我不得不使出了杀手锏：我有一个朋友在纽约商学院教书，我说服他让罗伊去给高年级学生做一个关于新项目的演讲，并向他保证罗伊会是一个令人满意的演讲者。

将罗伊介绍给我的教授朋友之后，我舍弃了之前所有指导他的努力，并鼓励他运用自己对聚光灯病态的追求——以一种更加健康的方式。拥有一批未来的企业高管听众，罗伊很快就不再需要通过打压公司里的同事来建立自尊了。巧的是，随着他花在追求自我荣耀的时间上越多，他用来打压别人的时间就越少，罗伊无意中给公司里的年轻人增进技能和拓展客户创造了机会。结果就是，他公司的业绩提升了，而且他是负责人，所以罗伊又有了可以吹嘘的资本。

在特殊的情况下，我们可以通过提前给予荣誉来治疗。从远期结果来看还是比较乐观的：他早早地从咨询工作室退休了，这样他就可以继续生活在聚光灯下，做一名受欢迎的讲师。尽管罗伊从未得到真实的心理满足，但考虑到他的成长环境，目前看来，学生们对他的仰慕足以让他感到满意。

自立心理是如何加剧浮士德式交易的

要帮助自恋症患者认识到他们自己才是自己最大的敌人非常困难，主要原因之一是来自社会的观点过度地支持他们这种生活方式。别忘了好莱坞是如何把明星包装好推到大众面前的，时尚行业是如何创造潮流并开拓市场的，麦迪逊大道的商店又是如何用年轻和性感做卖点。自 1960 年代起，随着自立观念通过出版业传播开来，自恋的生活方式就以创纪录的速度蔓延开来。

1975 年马克·孟斯基（Mark Monsky）的《争当第一号》（*Looking Out for #1*）出版，他的书名抓住了这个趋势，这个问题才得以显现。公平地说，以孟斯基为代表的宣传自立思想的作家，他们的作品有可取之处，最终却造成了非常糟糕的后果，原因在于人们根本就没有深读他们的书。这类书标题和广告语都很直白浅显，很多人只要大致看下书的腰封和标题，就以为自己得到了精髓。不管怎么说，这类宣传自立思想的书，迎合了自恋狂爱护自己、保护自己的心理。

文学作品和畅销图书中充斥着对"争当第一"思想的歌

功颂德，这更加推波助澜了自恋狂内心的病态：好高骛远、过分苛求、对成就的贪得无厌、缺乏同情心，以及对美貌、年轻、权势和财富的沉溺。尽管心理治疗的目标一直都是帮助承受这些痛苦的人们调整心态，使之更好地融入他们身处的社会文化中，而当"争当第一"成为社会思潮，自恋狂会因此而认定"我不需要改变，我需要的只是能帮我在成功的道路上克服外在障碍的策略"。这种只专注于征服高山，而非专注于征服自我的心理是非常脆弱的，需要尽快进行治疗和引导。

这些有关自立的理论其实存在不少问题，加剧了自恋狂与他人建立健康亲密关系的难度。很多信奉"争当第一"理论的人认为，自己可以——如果幸运的话，可以找到那个又善良又聪明的人，给予自己应得的爱。埃里希·弗洛姆（Erich Fromm）在《爱的艺术》（*The Art of Loving*）中讲到的：

大部分人在说"爱"的时候，首先想到的是"被爱"，而不是"去爱"。所以对他们来说最重要的是如何得到爱，怎样才能变得可爱。追求这个目标有几种不同方式：第一种是男性通常会采取的方式，就是要尽可能地变得更成功、更有权势、更富有；另一种是女性通常采用的方式，即通过对自己体型、衣着的重视，让自己变得更吸引人。人们总是认为爱是很简单的事，但是要找到合适的对象去爱，或者去被爱是十分困难的。

突破心理防线

现代心理学认为，唯一能让自恋狂停止其功利化衡量标准的刺激，就是打击他的自我崇拜：由他深爱的人带来的损失和打击。我看过很多人花几十年的时间骗取商业合作，从别人那里抢夺功劳，参与明显的犯罪活动，尽其所能来累积成功的资本，拒绝他们身边的爱人（孩子、伴侣）屡次对他们重新审视自己生活方式的请求。直到孩子开始进行皮拉斯复仇，或者发现配偶出轨，他们才能意识到问题所在。

通常来说，对自恋狂的打击总是突如其来。我曾经有一位固执的工作狂病人，他女儿第三次与一个他公开表示过蔑视的人怀孕了，之后他决定卖掉了自己价值千万的公司。我的另一个病人是犹太人，他早年逃离纳粹的魔爪，胼手胝足，登上了《福布斯》富豪排行榜。他一直拒绝改变自己贬低他人的行为方式，直到有一天，他儿子在胸口文了一个纳粹党徽纹，他才停止对孩子的无端责骂行为。

这些残酷的事实，给那些认为物质财富是生命全部意义的人敲响了警钟。对于那些认识不到完整的人生应该包括对他人关爱的自恋狂来说，来自家人的伤害是难以承受的。然而要从伤害中吸取教训，他们必须相信有一种更宝贵的事物可以取代他们的自恋需求。

像西格蒙德·弗洛伊德这样公开的无神论者和宗教批评

家，也都承认，只有那些全身心去追求"[一种] 稳定持久的关系，和外部世界合二为一的感觉"——即一种"宗教"的感觉——的人才能避免陷入痴迷权势、成功或财富的心理陷阱之中。如今，得益于心理分析学家埃里克·埃里克森的出色工作，弗洛伊德或许会承认，人类应该努力达到创造。埃里克森是这样定义创造的：

> 生物界的进化告诉人们，相互依赖和走向成熟是相辅相成的：成熟的人渴望被别人需要的感觉，而人类走向成熟是大自然的需求。人类的创造，就成了人类得以繁衍生息的基本条件。

埃里克森还花了很多精力去证明，创造不应与抚养孩子的任务混为一谈。当创造的含义包括了非生物的生产力和创造力，并扩展到对科学和社会活动的贡献。他明确提出，通过全人类更好的联系和传递，将会创造更美好的未来：

有些现象会导致孩子不愿意与他人联系和传递。有些父母无法对孩子表达关心，这会造成孩子的误解；过于自力更生的孩子容易形成自恋的性格；这样的孩子往往欠缺真诚，缺乏对联系和传递的责任感。

停滞不前与过度紧张

根据埃里克森的理论，无法对他人产生信任的人注定要承受巨大的痛苦。他还特别强调，那些在获取成功之后仍然不愿意与他人融合的成年人，会回归到一种"由停滞感、郁郁寡欢，人际关系紧张而迫切需要伪亲密感"的生活方式中，换句话说，倦怠和抑郁让人有种"就是这样了吗？"的感觉。

埃里克森将这种感觉称为停滞，陷入其中的人们经常将他们的认知与在组织中的角色混为一谈，埃里克森这样阐述下面的原因：

> 人类的天性形成了创造的道德标准。融合和传递是人类社会向前进步的推动力……每一个有组织的人类社会，都在努力为下一代的需求建立起一套保障方式，从而使他们适应未来变化了的情况。

当一个人处于职业巅峰时，将个人个体与 CEO 的职位混淆，会让人感到拥有了特权。对于那些已经取得很大成功的人来说，成功给他们带来的愉悦感丝毫不亚于精神药物。然而对角色的依赖可能导致他们像服用致幻剂一般上瘾。社会学家称之为认知依赖，处于这种情况下的人会执着于一种零和（一方得益会引起另一方遭受相应损失）思维，职业成功只是为了击败他人，或保住个人的荣耀。

痴迷权势和名声的人，一旦不得不离开自己所依赖的这一切时，他们会无所适从。很少有人能像罗伊这般幸运，能找到源源不断的听众。有证据表明，痴迷名利的人在失去这一切后，会受到致命的打击。企业家纵火犯就是这种现象最好的例子。只有与他人建立联系和传承，才能避免这一悲剧的发生。

从功利性的角度来看，联系和传承意味着放弃了通过观众的认可来获得自我认同的方式。在之前关于自我实现内容的讨论中，你或许还记得有几种方式可以不依靠他人的回应来获取心理满足感。孩子们玩耍是为玩而玩，不是为了获取欢呼和胜利。类似地，具有自我实现特质的父母会从抚养孩子的行为中取得满足感，而这并不需要他人的见证。因此，一个向他人传授的人，通过在传授过程中获得的满足感弥补了那些无法实现的个人计划而带来的空虚感。人们会把聪明才智放在培养下一代身上，让下一代去完成自己的梦想。

你可以想象得到，一定有些人始终无法去传授，当然是指心理角度。埃里克森认为，他们中的绝大多数人患有过分扩展症。简单地说，过度扩展症就是一种对个人肯定的狂热追求。换句话说，他们把传授视作人生的终结，而非必经之路。

正如自我实现无法靠奋斗或者教导而获得一样，埃里克森依旧维持他的观点，如果被强迫去进行传授，就像参加比赛一样，会不可避免地导致过度扩展症。因为这些人没有真正理解传授的意义——停止自私自利的想法和行动，而是让自己为他人做出贡献。

芭芭拉（Barbara）是少数自己主动来找我的病人之一。她是在网络上搜索到我的信息的，而1990年那会儿我甚至不知道这种搜索方法。芭芭拉认为我像一名处理工作压力的专家，而那正是她遇到的问题。不过病人对自己病情的猜测通常都是不准确的。

芭芭拉在东海岸最大的公司之一任副总裁，主要负责活动策划。她有两个老板，或者你也可以称之为赞助商。从一方面来看，她的确在公司的人力资源部门监管下工作。但从另一个角度看，每一个需要策划活动的经理都是她的老板。

在第一次会面时，我仔细倾听了芭芭拉的描述，关于压力是如何逐渐压垮她的。大约在第七次会面时，我让她考虑一下她的一个反常状况：她似乎从未因为最后期限而提出抱怨。"我不明白，"我说，"你会因餐厅老板和酒店老板的事而感到压力，但从来没有在接近期限的时候感到紧张。每次活动结束之后你都觉得偏头痛，一周后还会得湿疹，活动结束当晚你会失眠，甚至第二天不想去上班想在家里休息。你的压力并不是来自工作，而是来自出色完成工作后的困扰。"

芭芭拉似乎找不到什么理由来反驳我的观点，她变得有些生气。我对她的分析是，她的压力来源于想要"将工作做得完美无瑕"。我还是坚持我的观点，她是因为活动成功举办的后果而感到压力的。

　　当我们的意见越来越难以达成一致时，芭芭拉说道，"一个活动即将结束的时候我知道它将像本垒打一样成功，所以我就可以休息一下并集中精力投入下一项活动中。你难道还不明白每次我策划一个活动的时候就要对潜在的问题'做最坏的、灾难性的准备'，这才是导致我压力的原因吗？"她自己或许不知道，但她对"灾难性"这个词的引用却让我找到了帮助她的方法。因为"灾难性"这个词在 1990 年还是一个专业术语，不会出现在我们的日常口语中。我觉得芭芭拉应该是尽她所能做了大量的研究才会遇到这个单词。我试着提出这个想法，她说，"当然了，我已经找遍了所有我能找的资料，你不觉得我很厉害吗？""没错，我相信，"我回应道，"但你公司的人可能并没有这么认为。"对于我这个观点，她反复感谢了我十几次。

　　接下来的一个月，我们的工作重点就转移到问题的所在之处：我们分析分什么芭芭拉作为一个完美主义者，却没有人感谢她的所作所为。首先我们来看她的症状是如何使她获益的。很明显可以看出，芭芭拉的生理问题是为了抑制愤怒而自我产生的一种警示。她的身体在提醒她，不能再继续压抑这种被低估的心情并继续当前的工作角色。我们都认为她的失眠、头痛以及湿疹，都是由压力引起的，但不是她之前所认为的那种压力。实际上，芭芭拉的身体正是因为压抑自己对其他人的不满而"崩溃"。最终，通过短期的信心训练，我们证实了这个问题。

芭芭拉之所以出现问题，深层次原因是她的行为方式：因为害怕被别人认为能力不足，所以凡事要力争完美。对一个孩子而言，他面对的最大挑战是如何控制天生过于强烈的侵犯冲动。家长需要帮助孩子通过选择放弃那些富有侵略性的行为，而不是通过恐吓——通过严厉的惩罚或者让他自己看自己的行为如何危害了他人。威胁式教育只会让孩子们向权威势力低头，而没有让他们认识到融入社会的好处。如果孩子们对自己的冲动都感到害怕，那么会引起更复杂的问题。芭芭拉就是如此。

芭芭拉害怕自己的每一种"攻击性的"冲动，其理由非常典型：她的母亲是一位非常强势、有控制欲的人，而父亲是一个比较胆小懦弱的人。当芭芭拉表现得比较"男孩子气"或者玩得"疯"一些，她母亲会毫不犹豫地打她、冲她发火，并惩罚她。很快芭芭拉就适应了这些批评。而她父亲的反应则截然相反，当女儿又调皮了的时候，他会伤心地哭泣。她的父亲似乎将芭芭拉视作自己不幸婚姻的唯一希望，每当她不能达到父亲的期望时，父亲就会崩溃。当母亲开始责骂她父亲是个"娘娘腔"时，芭芭拉的攻击性行为则愈演愈烈。

初中的时候，芭芭拉和几个朋友被抓到在女生更衣室里抽烟，并因此被学校勒令休学，她的父亲像往常一样号啕大哭。她的母亲用冷酷而嘲讽的语气责问父亲："如果你的宝贝女儿在学校停车场和男生发生关系，你怎么办呢？心碎而死？"

尽管芭芭拉并没有意识到，在更衣室抽烟这件事的后果是她这一生追求完美主义的起因，但芭芭拉清楚地记得，自那之后，她发誓再也不会表现"浪荡"，并努力把每件事都做到尽善尽美。这种改变是无私的，实际上是为父亲考虑，却让她背上了完美主义的负担。她决定要做一个"好女孩"，是因为害怕自己的冲动可能毁掉这个家庭，这种担忧和恐惧就像悬在芭芭拉太阳穴上的一个把手枪。尽管实际并没有做什么出格的事，但她固执的性格依然存在。她用尽全力压抑了自己的欲望，从而维持她在父亲眼中的好孩子形象。

此后两年，芭芭拉一直在与我合作，希望解决她对父母的矛盾看法以及过分扩张的倾向。最终，她做到了自己人生中的各个方面都心满意足。

传递火炬

当我们讨论创造，不免要谈到传递责任的问题。如果一个成功人士无法向下一代传授知识或理念，他又如何能从一种通过工作、努力和成功获得的人生顺利过渡到一种更真实幸福的生活中呢？当然，"传递火炬"具有更广泛的含义。正如约翰·F. 肯尼迪在他的就职演说中强调的，创造是一种充满激情的过程，可以为他人点燃热情和希望。埃里克森应该会赞同这个说法，他们的观点和弗洛伊德的有所不同。从弗洛伊德心理分析的角度看，两代人之间总会有代沟。比如，从弗洛伊德的俄狄浦斯恋母情结理论的角度看，如果在儿子追求母亲的过程中，父亲看穿了其真实意图，那么父亲可能会变得震怒并寻求复仇。那么，这个幼年的男孩心中便种下了性别焦虑的种子。

弗洛伊德提出，造成两代人之间关系紧张的原因还有：父母可以影响孩子的成长，但孩子对其父母却没有这种能力。但埃里克森却认为，一个人的自我意识可以通过与他人的自我意识的相互交流而活跃起来，孩子之间也存在这种交流，最终会形成一种互相影响的循环：譬如我在抚育我的女儿，那么她的笑容、咿呀学语以及智力的发展都能促进我个人自信和自我意识的发展，这也让我愿意去花更多有意义的时间陪她，从而促进这种交流的良性循环。埃里克森确信两代人之间的交流是双赢的，并且认为这就是"爱的秘密"。

然而，很多人都不认同这种相互作用的存在——尤其是因为两代人之间的不同。法国哲学家加斯东·巴什拉（Gaston Bachelard）便是其中一个例子，他坚持从弗洛伊德的理论来看待世界。巴什拉认为存在着一种普罗米修斯情结，具有这一情结的人希望自己拥有神的力量。根据巴什拉的说法，火是智慧的象征，那些有普罗米修斯情结的人会像普罗米修斯从奥林匹亚山偷走火种一样，在自己生存的世界中寻求"火"。这些普罗米修斯式的人物，可以通过学习父亲或老师的智慧来达到自己的目标。

坚持自己职业道路的自恋狂认为，他们对自己所拥有的财富和地位的极力维护，能使他们自己在下一代面前显得更有力量，他们觉得向下一代传授是一件很困难甚至是令人反感的事情。如果这不是一种赢者通吃的心态，那还能是什么呢？相反地，具有创造力和放眼未来的人才能赢得下一代的支持，从而建立一种传承，在职业和精神上都进入更高的境界。传授会减轻了人们进一步追求美貌和财富的压力，取而代之的是对自己已经取得的知识和财富的欣慰。实际上，参与到年轻一代的成长过程中，会给人一种安全感和力量，可以拓宽他们看待人生的眼界，并坦然面对自己的失败和软弱。

拒绝承认失败，更不要说赞美失败

大部分人都认为，对导致成功的因素抱有美国式的激进看法，会引发心理问题。现在有一种趋势就是将易受攻击的性格看成软弱的标志，而这是导致无法缓解精疲力竭症的主要原因。成功造成自我伤害的主要方式就是将自己置于一个相对高级的位置，而这会阻碍传授。为了帮助下一代获取更多的益处，人必须一开始就让自己变得更平易近人。

　　一旦出现精疲力竭的症状，成功人士最好能够承认他们没有奥林匹亚众神的伟力，这种承认有极大的好处。至少，在犯错之后，能给你东山再起的力量。爱比克泰德在大约 2000 年前曾经说过：

　　　　要做好任何一件事，就算开始时遇到挫折也要保持谦逊的态度，跟随你的直觉，哪怕会迷失、会犯错、会失败，也要勇于尝试。凡人之所以能取得非凡的成就，就是因为他们承认可能失败，所以总是小心翼翼地去避免失败。

　　把精力花在假装成功上，而不是去发展与别人的沟通、融合和相互传授，从而获得长期的成功，这样的做法会使很多精英人士的事业走向没落。盲目信奉"成功者永不放弃，放弃者永远不会成功"的人是无法和别人建立起良好的相互交流的。

　　有人认为，如果无法维持一个成功的声誉就会毁掉职业生涯，这种想法也是非常有害的：它阻碍了人们向外寻求帮助，通过学习新的技术来更好地适应竞争。更糟糕的是，当人们脑海中只想着如何维持名誉时，它还会阻碍你用一种开放和客观的视角看待自己。弗朗西斯·培根（Francis Bacon）曾经说，"那些不愿接受新方法的人一定会遭到新的打击，因为时间是最伟大的革新者"。旧的不去，新的不来。

很多信奉"没有什么比看起来成功更像成功了"观点的人认为，他们可以通过盛气凌人的态度来让自我形象变得高大，以避免受到羞辱。我们应该可怜这些人，而不是嫉妒他们靠这种手段得来的物质成功。从长远角度看，他们的行为无异于慢性自杀。埃莉诺·罗斯福（Eleanor Roosevelt）曾这样说：

> 只有停下脚步直面自己的恐惧时，才能获得能力、勇气和自信。你可以对自己说，"这样的困难我都克服了，那我一定能够面对接下来的困难"……你必须尝试着去做你认为无法做到的事。

有什么是比因为害怕丢脸而苦苦维持一个完美形象的心理负担更重呢？恐怕没有了。每时每刻都要保持警惕以免受失败的耻辱，这种压力会使最有能力的人有时也不得不承认：努力使自己相信自己不可能失败实际上阻碍了一个人的成功。正如亨利·福特（Henry Ford）所言："失败可以给你一个更明智的开始。"如果拒绝接受失败的话，你还怎么从失败中吸取教训并从中受益呢？

萧伯纳也认为："能让一个人感到羞耻的事情越多，这个人就越值得尊敬。"萧伯纳关于从失败中汲取教训的观点正被越来越多的企业家认可。《纽约时报》中的一篇文章介绍，很多风险投资公司和猎头都将那些经历过失败的经理人视为"炙手可热的候选者"。有足够的事实可以证明：失败，这个曾经惹人厌恶的字眼，其价值正被人们重估。毕竟，一个有过失败经验的人，更懂得如何减轻失败的代价。

不顾一切地建立人际关系网

1991 年当别人将"莎伦"（Sharon）介绍给我时，人们对软弱和失败的看法与现在有很大差别。没有人可以说服莎伦承认失败或软弱对自己其实是有好处的；如果当时有个女版哈罗修·阿尔杰，那一定就是莎伦了。她的父亲是南卡罗莱纳州的高中老师，母亲是家庭主妇，家里有 6 个孩子，莎伦排行老二，她通过努力攀上一个又一个职业高峰，她把自己的成就归功于上天的恩赐。在我们第一次会面的时候，她直截了当地说，"你知道，我是不会告诉我父母或姐妹们我有心理问题的，那样会让我无地自容。我的家族里没有人是牢骚鬼，我不想成为第一个打破传统的人。"

如果她是一个牢骚鬼，她一定已经对她现在面临的问题发很多牢骚了。莎伦供职于一家距离波士顿 1 小时车程的《财富》500 强公司，三个月前她被任命为高级副总裁，主管人力资源，自此以后，由恐惧所引发的身体不适就伴随着她：对开车的变态恐惧。她不能确定症状开始的日期，不过她告诉我，这几周以来，只要一驾驶汽车，她就会觉得反胃而且头晕，有一天早上，她在驾车上班的路上开始呕吐且浑身发抖。无奈之下，她换上干净衣服，并给公司打了一个请假的电话，然后让前夫送去公司。第二天，还没开车她就开始呕吐了，只好去看医生了。

医生给她开了可以治疗焦虑和恐惧症的药物。莎伦的症状暂时得以缓解，但药效总是短暂的。于是，她的朋友就推荐她来找我。

首先，我需要确认的是，莎伦的症状是否是她对所承受的某种压力或者痛苦的释放形式。我找不到她恐惧开车的理由。她热爱自己供职的公司，因为可以直接向总裁汇报，所以每天都很兴奋。那剩下唯一可能有问题的就是她的感情生活了。当我提起这个话题时，莎伦告诉我我想错了。她的确最近离了婚，但却有"强烈的意愿"想要再婚并组建家庭。幸运的是我对她居住的那个偏僻的小镇很熟悉。我想问问她，住在那么偏僻的地方，怎么实现再婚的计划。于是我问她，"莎伦，你住的地方都没什么人，你住在那里是想与世隔绝吗？"

这次我猜对了。莎伦笑了，她说："你说得没错；如果我想找到合适的人结婚，那住在这里是有些奇怪。"当我让她多说一些关于这方面的内容时，她说了一些很有启发性的话："除了天气之外……这个小镇总让我想起南卡。我知道这听上去有些不可思议，但我很想家。我现在就是这样，33 岁并处于职业巅峰，但我就是很想家。我做梦都想回到南卡，这真是太糟糕了。"

如果你想找到恐惧症的原因，你必须先研究一下这个人如果不做这个令他恐惧的行为，他会得到什么好处。比如，你可以问那些害怕过桥的人，桥的另一端有什么让他害怕的东西。如果令他恐惧的是某种事物（比如上学或工作），桥恐惧症的形成原因很明显：它可以防止你遇到让你恐惧的事物。但是莎伦喜欢开她的宝马车，也热爱她的工作，然而每次一靠近驾驶座，她还是想呕吐。

渐渐地，我开始尝试去激怒莎伦，我问她是否准备辞职。莎伦生气了，甚至直截了当地要结束治疗。但我还是不依不饶："你还有什么办法回南卡呢？你工作这么出色，不会被解雇，你的顶头上司喜欢你，现在除非一辆救护车把你送回南卡，你还能怎么回去呢？"

一周后，莎伦承认我说的大部分是对的，她还补充道："但是正如我所说，你还是目光短浅。是的，你说得没错，只要我离开现在的生活就能回去，但我并不想将障碍视作一个借口。过去的三个月内我迟到和请假的天数比我过去十年都多，我最近可能明白了，我正在向‘莫琳’（Maureen，莎伦的员工福利总监，也是部门中她最器重的经理）传授我认为重要的工作经验。我不会孤立无援地离开公司，我会培养好继任者再离开。”

一听到这个说法，我就明白我们的工作应该集中在莎伦为什么不能放下一切，实现她培养接任者然后离开的愿望。这里有两个原因很具说服力：其一，当她意识到自己的病根是不想去马萨诸塞工作时，我给她的辞职建议让她很苦恼，她说："你知道，我的姐妹们把我当作榜样，我在职场上每一个进步都被她们在家乡无数次津津乐道。我有责任为她们做好表率，不是吗？"其二，关于她的前夫。莎伦已经两次暗示我，她离婚主要是因为她觉得丈夫对她时间的占有欲太强。"如果我们俩有人中了彩票的话，"她有一次告诉我，"我很确定他会拉上我一起去南部的海岛度假，还会说，‘去你的，世界，我们就是要尽情享乐。’但这不是我，我是一个为别人考虑的人，也是为家庭而生的。"

莎伦终于找到了恐惧症的病因，我的工作也算是圆满完成了。不到半年，好消息传来了，莫琳已经可以成功地接手她的职位，莎伦终于可以回家了。她辞职了，然后在家乡找一个非常普通的工作，她终于可以过自己梦想中的生活了。

实用的创造：接受辅导

很明显，只有那些敢于承认失败的人有成为导师的能力。从埃里克森的观点来看，除非成功的人可以接受自己的软弱，否则将会无法忍受新人的经验不足，也不能从培养新人的过程中获得才智和心理上的进步。

在如今的商业环境中，企业高管最有价值的能力就是培养新人的能力。就目前的就职状况而言，没有什么公开的职场技巧可以让初入职场的新人立即胜任工作。所以，把有基本能力的员工培养成优秀人才，是至关重要的。

好的导师应该具备一种开放式的态度，正如迪·霍克（维萨集团创始人）所说："无法实现梦想不是错，无法梦想才是错。"回过头看，埃里克森对传授的定义也基于两个基本原则：人类有成为老师的天性，人类的最基本责任就是创造和培养下一代。

李世同（Walter Wriston）在 1967 ~ 1984 年任花旗集团（Citicorp）的首席执行官，80 岁高龄时，仍投身于培养新人，为新建企业或者小企业提供顾问服务的事业中。李世同认为自己是在为美国的未来工作，他说："当你成为一个过来人，你可以给年轻的公司提供很多有用的经验。"

反过来，培养新人的行为也同样能够使导师获益，这种益处体现在身体上健康和心理上的满足。比如，研究表明，自己在组织中的角色相对独立的人，在被解雇后会更容易患病，甚至是死亡。与此相反，对别人的传授和培养会对人产生非常大的良好作用，比如说做过学术导师或者"和平部队"志愿者的人，这些工作会对一个人的心灵产生很大的益处，比如说自我满足感、心理承受力，这一切都使人能够更好地处理所面临的压力。

在退休人员中，这种作用更为明显。据他们个人反映，传授技术和经验是他们维持身心健康的关键因素。有一个叫做 SCORE 的组织——退休高管服务中心，这个组织里有很多事例可以证明这一点。这个组织让像沃尔特·威斯顿这样的退休人士与无力聘请专业咨询师的小公司进行配对。在年轻人学到职业技巧的同时，SCORE 的导师们也获得了心理满足。

传承

我认为，指导他人最大的好处就是有机会建立一种生动的传承。人们通常认为，一位大师对社会的影响是永恒的。当我试着向那些羞于表达自己情感需求的人描述教导他人的优势时，我会给出如下建议：你权当是吸引别人来投资你的视角和智慧，他们也能回报你精神财富（赞赏、钦佩等等），如果他们成功了，也会推荐别人进入这个圈子。你的影响力将会以几何级数增长。

建立一种传承的关键在于态度的转变，这也是重燃斗志过程的第一步：舍弃对成功以及金钱的崇拜，用感情关系取而代之，也就是我们常说的"连接"或者"联系"。

我们这里讨论的"联系"并不是能帮你弄到洛杉矶湖人球票，还是坐在杰克·尼克尔森（Jack Nickolson）旁边的那种关系，而是在导师和年轻人中形成的关系。"连接"则是这种行为（培育他人智慧和心灵进步）的结果。这里再次重申，男性化的执着追求成功的倾向容易导致疾病，而女性对人际关系的依赖则有益健康。

我们回想一下，吉恩·贝克·米勒提到"与他人的关联"时的看法："女性对自我的感觉很大一部分来自于与他人的联系和关系。"这就是传授过程的基本能力，也是所有传承关系建立的基础。而矛盾的地方在于，它也让莎伦承受了许多痛苦，直到她承认自己更需要与他人建立联系而非显赫的职位。很多自恋狂的职业成长太过注重短期的利益，进取心太强，执念于零和博弈，而忽视与他人建立联系，因此他们也很难获得心理满足感。

无论是企业 CEO、知名律师（尤其是诉讼律师）、明星运动员，还是其他的职业成功人士，只要他们致力于维持归属感和感情关系，就能自然而然地从传承中获益。由于每次我在给企业高管（55 岁及以上）做关于精疲力竭症的心理辅导时，都会遇到这个困难，我都会给他们一个小牌子，上面有马太福音（16:26）的引言："如果一个人赢得了全世界，但失去了自己的灵魂，那么还有什么意义呢？"对于那些带着赢者通吃的心态，花了一辈子时间为成功而奋斗的人，如果想要找到重燃斗志的热情，唯一的方法就是去做真正能让自己心生欢喜的事情。

RECLAIMING THE FIRE

第九章 真正的幸福是个动词

大发雷霆很容易，每个人都可以做到。但是要在合适的时间，用合适的方式，以合适的理由，向合适的人大发雷霆，就很困难了，并不是所有人都能做到。

——亚里士多德

　　F. 斯科特·菲茨杰拉德（F. Scott Fitzgerald）曾经说过，"美国人的人生没有第二幕"，这句话中不免带着明显的怨恨或失望之情。对于一个没有宗教信仰，患有心理疾病，甚至可以说是有罪的人来说，唯一可以理解菲茨杰拉德奇怪观点的方法就是研究他的代表作——《了不起的盖茨比》（*The Great Gatsby*）。这本书生动地描述了一位年轻有为的人想用财富来掩盖过去，并重新挽回爱人芳心的失败历程。这本书也是对美国式成功神话——成功可以改变生活、让一切变得更美好的论点的有力控诉。

杰伊·盖茨比是一个魅力非凡的走私酒贩，也是一个喜欢炫耀的娱乐家，在他就要重新夺回一生所爱——黛西·布坎南时，被谋杀了。小说中写道，当盖茨比在海外服役时，黛西嫁给了一个有钱人，因为后者承诺给她优裕的生活。尽管她还爱着盖茨比，但那时盖茨比还在国外漂泊，于是黛西选择了实实在在的财富。当杰伊和黛西在战后重逢时，他们都已经是上流社会的人物了。然而，物质财富却未能消除他们根深蒂固的旧观念，也没能使他们的阶级物质主义观念得到净化。在菲茨杰拉德的理解中，书中角色的命运都是命中注定的，最后，物质成功也没能补救他们的性格缺陷，而正是这种缺陷阻碍了杰伊和黛西得到他们渴望已久的亲密关系。

菲茨杰拉德并不是凭空捏造出杰伊·盖茨比和黛西·布坎南这两个角色的。有无数人都不顾一切地追求物质成功和社会地位，他们坚信成功可以带来一切。正如马丁·路德·金曾经所说，大多数美国人都认为，"一个人所要追寻的不是心灵的安详和宁静，而是挑战和争论"，并把自己的性格力量过多地投入到对生活的改变之中。但是，美国人并不愿放弃他们对成功的信仰，也拒绝衡量性格在其中起到的作用。近年来，出现了两种现象：（1）"一刀切"的员工援助项目的流行，特别是认为所有人都适合同一强度的工作压力，（2）

在学校教育和工作设置上，越来越不注意因人而异。这两种现象对精疲力竭症患者来说无疑是雪上加霜。

被法定剥夺的快乐

制药企业在全国电视上为他们的处方药做广告时，也要提醒潜在的消费者，必须遵医嘱服药。制药公司当然希望所有人都来买他们生产的药，但是他们清楚药物都有副作用，有很多人不宜服用。那么，对于心理治疗而言，心理医生是否也要事先做出预警呢？

1999 年，《新闻周刊》发布了一份关于硅谷白领工作压力的调查报告，文章称那里开展了一项帮助员工"找寻快乐生活"的活动。文章这样写道：

> 科技公司现在都变得像所谓重拾生活乐趣的咨询公司一样了——导师、心理师，甚至还有瑜伽教练……来帮助这些过度沉迷工作的硅谷精英们在高科技的世界中找回他们的个人生活。一位写过有关自立的作品的作者表示，科技公司在"千方百计地让他们的员工相信，工作不是噩梦"。

鉴于硅谷白领每天的平均工作量是 16 个小时，他们心理压力巨大也就不难理解了。但问题在于，许多这类旨在减轻白领压力的咨询项目，实际上却使问题变得更加糟糕。

约翰·盖奇（John Gage）是太阳微系统公司（Sun Microsystems）的研发部经理，我们来看看他对《新闻周刊》是怎么说的。他的公司聘请了一位"重拾生活乐趣"活动的咨询师来指导软件工程师和其他同事们"如何取得真实世界的快乐——阳光、骑车，与孩子嬉戏"。但是，这些对员工原有生活习惯的打搅却起到了适得其反的作用。当然，这也符合我的"工作不是为了赚钱，而是为了做你喜欢的事情"的观点。

然而这些项目表面上很有吸引力："亲爱的，研讨会的主持人说得很好。我从来没有像在高中时那么愉快，有时间做自己想做的事。"抱歉，没有人成年后还会这样想。顺便，如果你对自己坦诚的话，回忆一下为什么你有这么多的空闲时间？是不是因为没人跟你约会？

这些项目失败的另一个原因在于，儿时的游戏已经无法满足成年人对个人成就和满足感的需求了。人类天生需要从克服困难和推进工作的实践中互相传授，取得发展，游戏和野营是无法满足人类的这些需求的。爱比克泰德也曾质疑是否真的能从自我放纵的行为中获得快乐。用他的话来说，真正的快乐是个动词：

通过善举来获得快乐，并非一种心力交换（为了得到快乐，所以我要做善事）。善举的本身既是实践，也是回报……它是我们终生都在对自己性格进行的微小调整。我们学着完善自己的思想、言行和需求等，整体上不断进步……行善即是快乐、安宁和无忧。当你积极地投身于调整自我的实践中时，你就从那些使自己偷懒的借口中解脱出来。取而代之的是，你脚踏实地地走好当前的每一步。你坦然面对困难和失败的态度使你的创造力倍增，在目前的环境下不断取得进步……你的生命因为你完全投身其中而不断取得进步。

消极的安慰剂效应

由千篇一律的心理治疗或模式化激发斗志的活动所引发的问题非常多。参与了活动但是症状没有得到缓解的人可能会遭受更严重的问题，因为人们接受的是同一模式的治疗，医生并没有根据不同的情况施以不同的治疗，结果往往起到了消极的安慰剂效果。

按照传统的观点，积极的安慰剂效应指的是，比如病人服下并不能治疗其疾病的药物，但是因为病人以为这些是有效的，然后，他的疾病就好转了。积极的安慰剂效应之所以存在，是因为对理想结果的期待对身体产生了正面影响。在很多事情上，其实我们都可以说服自己，甚至连生理症状都能得到缓解。

当积极的安慰剂效应无法起到作用时，所谓的消极安慰剂效应就会显现：你已经准备好迎接一个好的结果，但是它并没有发生；你希望能缓解自己症状的药并没有起效。在这种情况下，病人就会觉得自己的病情可能比想象中更严重。产生消极安慰剂效应的理由在于："我吃了医生开的药仍然不见好，那我的病肯定会越来越重的。"

如果企业在预约这一类的活动项目时对员工做一个简单的评估，就能避免消极的安慰剂效应出现了：去了解一下感到压力的同事，看看能使他快乐的事是什么。活动结束之后还可以做一个回访："这能使你满意吗？"在太阳微系统公司，活动执行者通过上述的方法就很容易知道，这个人更适合于月光下漫步、潜水、看马戏，还是观看拳击比赛。问题在于，美国人一开始就不愿意回答这样的问题：他们总是忽视认识真正的自我。

而"找寻快乐生活"活动的策划者则认为，实施"一刀切"的活动更容易些，因为针对个人偏好或缺陷来做决策并不是美国人习惯的工作方式。创建这个国家的英雄是坚忍不拔的个人主义者，或许美国人在潜意识里是崇拜他们的，毕竟他们曾在"二战"中击败了轴心集团；或者是因为对表面荣光的错误崇拜，致使那么多人至今仍被金手铐困扰，因为他们害怕一旦放弃所拥有的一切，过上平凡的生活，就会遭到别人的冷嘲热讽。不管是因为什么，如果你想帮助一群成功人士解决与他们工作相关的问题，想让他们承认自己的痛苦只会徒劳无功。强迫他人接受千篇一律的帮助就等于没有帮助。

我们真的可以随便说"不爽就辞职"吗？

消极安慰剂效应只是千篇一律咨询项目所起到的消极作用的一个方面。另一方面的消极影响更加严重，它会误导人们对做自己喜爱的事情的理解：做那些事情，就没法赚到钱。

公平地说，这种千篇一律的治疗方法，其理论基础还是很动听的：当金钱刺激不起作用，用其他的回报方式来维持你的职业生涯。萨缪尔·克莱门（Samuel Clemens）以笔名马克·吐温写的作品所称，"如果工作的内容都是被迫的……那玩乐的时候就要找自己喜欢的"。然而这一观点存在明显的漏洞：既然工作是不快乐的，为什么还要从工作中寻找乐趣呢？何不放弃工作，从娱乐中找到？事实上，生活并不是那样的。从根本上说，"放弃金钱，做自己喜欢的事情"存在3个基本错误：

1. 凡事过犹不及。对儿时童趣的过分追求，也迟早会把人逼疯。更糟的是，如果你把爱好当作一种追求的话，你会不由自主地受结果所左右。比如你爱好做船模，如果你持续做了几百条，会不会感到无聊？难道你希望做成一个舰队吗？这项游戏什么时候是个尽头呢？所以说，生活是靠爱好支撑的，这个观点是错的。

2. 我有太多的责任要负担，许多人因为对别人有太多的责任要尽而患上精疲力竭症。这种现象就是所谓的"强迫付出"——"如果我放弃这个金手铐，可能会对孩子造成伤害"，而继续留在这份工作中，就不得不通过一些极端的行为排遣心中苦闷，比如酗酒。既然受困于金手铐中与松开手铐一样危险，职场人士的责任感会让他们权衡目前状况的利弊，并最终——对自己也是对他人——做出负责任的行为。

3. 有些人的工作就是爱好的延伸，他们不需要教科书来告诉他们这是一份多么棒的工作。的确有人将自己的爱好转化成了职业，比如迈克尔·乔丹，还有著名的企业专栏作家乔治·威尔（George Will），他们的工作成果也表明了他们确实可以通过做自己喜欢的事来赚钱。一旦这个条件成立后，独立获取心理满足感轻而易举。但是，哪怕在最理想的情况下，大部分人都无法像乔丹和希尔那样，在爱好与工作之间取得显著的协同效果，更不用说还要在他人的指挥下做事。

是的，但是我在工作外也能得到回报

有些公司试图通过安排员工参加娱乐活动，来缓解工作引起的抑郁症，不过他们现在似乎已经理解，想要完全抛弃以赚钱为动力的心态是不可能的，因为它们是生活的基础，而且也是合理的。这样做的后果就是事倍功半。活动的策划人觉得如果在生活中更提倡平衡，那么可能在心理上会获得多一些的收益：将工作和玩乐结合起来，也更接近弗洛伊德对心理健康的定义——爱和工作。

然而，这样的做法往往事与愿违。大多数参加这些平衡活动的人都会遭遇一个问题，我称之为**圣代谬论**。你可以在一块黏土上放上巧克力酱、奶油、坚果碎屑、M&M 巧克力豆，以及任何你喜欢的配料，但你最终还是会吃到那些土。无论生活中的欢乐会对整体的心理表现有多么大的影响，它们都无法解决或移除工作要应对的问题，这些问题是艰巨的，也是不可避免的。它们既不能解决工作的枯燥乏味，也无法缓解工作带来的抑郁情绪，而这些令人生厌的工作也是一个人的职业生涯中重要的组成部分。

愤怒：的确是种错误……但也是不可避免的

一旦你能够看透圣代谬论的本质，以及其他对职业的扭曲理解，那么你就做到了重燃斗志的第一步：勇于面对自己的问题，找到工作中引起你愤怒的事情。认为成功总是能使

生活变得更好，是错误的；认为可以通过成功来治疗精疲力
竭症的观点，也是完全错误的——无论是不是职业上的成功。

没有学会如何控制愤怒的人，如果一味逃避，会引起比
较严重的后果。如果你看到一个人一直很愉快——如果他将
兴趣变成工作，还能像孩子一样开心的话——那他不是服了
致幻剂，就是已经学会了如何有效地控制愤怒。

大部分美国人都很难把强烈的感情发泄出来，尤其是愤
怒的感情。而这种表达障碍在一些反常的社会文化氛围的影
响下会进一步加重。举一个常见的例子：一项原本意在改变
工人不公正待遇的运动，却意外地引起了社会各界对企业老
板和管理层的抨击，这种现象使得企业老板和管理层不敢在
公开场合宣泄心中的愤怒。许多寻求心理治疗的公司高层都
表示，他们不敢在工作场合表达内心强烈的情感，尤其是当
这种情感包含了对下属或者工人们的不满情绪时，他们害怕
因此招致舆论的抨击。

如果采用合适的方式袒露心中的不满，其实是可以起到
鼓舞士气、凝聚人心的作用的，这一点暂且不说，光说压抑
愤怒的情绪，首先会危害自己的健康，继而会影响到组织的
良性运转。佛学中有一句真言："强压怒火就像在手中握着一
块烧红的炭想要攻击别人，其实，被烫伤的反而是自己。"

激进团体试图消除公众环境下的竞争和失败，也会导致
同样的问题。尽管降低竞争的激烈程度对原本就处于劣势的

人来说是有好处的，但很多活动的设计过于追求这个目的，试图将所有的天赋、技巧、能力都同等化。有些社会活动的策划者甚至想要阻止天赋出众的人的自我实现。他们试图控制天赋异禀的人的行为，因为他们认为哪些出色精英们的卓越行为会损害普通人的心理健康。

在 2000 年 5 月，据路透社报道，英国工会出版了一本手册，要求教师们停止教孩子们玩抢椅子的游戏，因为这个游戏太具侵略性和竞争性。这本手册的作者苏·芬奇解释道："有一点点竞争是好事，但是抢椅子的竞争并不公平，因为总是最高最强壮的孩子赢得游戏。"芬奇继续解释，"'一二三木头人'这样的游戏更好一些，因为每个人都有机会获胜。"

芬奇的论断有好几个地方都是错误的。首先，抢椅子游戏中有许多取胜的方法，并不一定要靠蛮力。比如说，聪明的孩子就会随着乐调慢慢走，有策略地抢到座位，这种方法比紧靠蛮力更有效。

其次，芬奇认为和抢椅子游戏相比，"一二三木头人"的游戏更有好处。但是所有的孩子，无论是否身体强壮，都有一颗好动的心。像木头人一样停在那里对很多学龄儿童而言是很令人沮丧的，并且心理学家都知道，沮丧才会导致行为的激进。

芬奇的第三个问题在于，她认为如果孩子成长在一个所有人都获胜，或者更准确来说是没有人获胜的环境中，对他们是有好处的。这个看法是错误的，也不利于培养健康的自尊心。我们所处的世界不会保证每个人都有相同的回报和祝福，如果一个孩子能够更早地领悟到这一点——并学会以健康的心态处理它——那这个孩子的心理发展将会更健康。

压抑情绪的危害

我之所以对芬奇的手册印象深刻，是因为一件轰动社会的枪杀案，这起案件所表现出来的侵略性似乎正是芬奇所要解决的。在 2000 年 5 月 26 日，佛罗里达州沃斯湖中学一名 13 岁的优秀学生，枪杀了一位受人爱戴的英语教师，这名 35 岁的教师同时也是篮球教练，外号叫"卷毛"。根据当局的说法，这名学生因为向别人丢装水的气球所以被助理教练赶回了家，并不是卷毛赶的。两小时后，他就拿着一把半自动手枪回来，谋杀了老师。

什么原因导致这名 13 岁的学生做出如此行为，我们还不得而知。他可能因为被赶回家而感到羞耻，也可能因为老师的批评过于严厉而心情低落。但是我们可以想象，在他开枪之前，心中一定充满了孤独、愤怒和痛苦。

我很好奇芬奇会如何看待这件事，这名 13 岁的优秀学生并没有表现出问题少年（比如反传统文化组织或者摇滚乐队的成员，他们更容易出现暴力倾向）常有的问题。这名学生明显受过良好教育。他那种优等生通常会按时做功课、努力学习、课堂上彬彬有礼。然而，在这短短 8 小时内，这名学生参与了一个小小的恶作剧，之后就进行了枪杀。这到底是怎么回事呢？

服从与自我控制

因为我从未遇到那位杀人凶手，我也无法确定是什么原因激发了他的暴力行为，但是我有理由相信：他失去了对情绪的控制。如果一个人被告知某种情感是不好的，或者是错误的，他就会压抑这种情感，但这种情感并不会凭空消失。相反地，它会存在于潜意识中，一旦受到外界的刺激，这种情感就会突然爆发。

就算是在这个不幸的孩子知道枪是什么之前地球上所有的枪都熔化了，他还是会以一种不合适的方式将自己的敌对情绪表达出来——可能是扔一块石头，或者是打一拳——除非在他采取行动之前，压在他心底的情绪已经通过合适的方式疏导出来了。

那什么样的方式才能帮助这个孩子疏导压抑已久的情绪呢？可以是接受心理治疗，参与解决心理问题的训练课程，或是引导他们去热爱社会。总而言之，就是要引导孩子说出心中的愤怒，再加以适当的辅导，就可以避免悲剧再现。

禁止反社会的行为，并不能使人们获得真正的心理健康。通过规则的强制而达到使人循规蹈矩，这样只能导致人们对规则的被动顺从。在这种被强制的情况下，放弃做某件事并不意味着这个人心里不想做某件事。健康的人们并不是通过强制来做到热爱社会的，他们通过两种方式达到与社会要求的合拍：解决自己反社会的情绪或者学会处理压力环境。试图在学校或其他公共教育机构中取消竞争和侵略性活动的运动，最终都会惊奇地发现：这些所谓激进的活动实际上却可以教会孩子们控制反社会的冲动，同时也可以建立他们的自尊。一个很好的例子就是练习武术，比如空手道、拳击和摔跤。很多人不知道的是，武术的练习需要遵从一定的规则，不恰当的过激或暴力行为会受到惩罚。不仅如此，希望只靠蛮力战胜对手（芬奇担心的就是这点）的选手，往往会败给那些武艺精湛的对手。对训练有素的拳击手来说，愤怒是他们的大敌，这也是为什么像拳击和空手道这类运动中的高手们都学会控制自己的愤怒情绪，这样才能有更好的表现。

如果想消除可怕的侵略性行为，我们需要来回顾一下亚里士多德的名言：在合适的时间，用合适的方式，以合适的理由，向合适的人大发雷霆。亚里士多德也说了，要做到这一点并不容易，也不是每个人都能够做到的。而可以做到这些的人，他们都掌握了控制技巧，不论是经受挫折、失望还是痛苦，他们都能控制自己的情绪。用精神病学家卡尔·曼宁格（Karl Menninger）的话来说，"'了解你自己'意味着知道自己内心深处的弱点在哪里，同时也要知道应该如何应对它"。

精疲力竭症：压抑愤怒的副产品

征服了高山并没有说明我们征服了内心的丑陋，那些社会名流和自恋狂已经一次又一次地向我们证明了，成功的取得常常伴随着巨大的心理代价。他们的心中常常充满了愤怒，他们认为，自己所受到的爱戴来自于自己的成功，爱他们的人不过是爱他们的成功罢了，他们厌恶爱他们的人。这种愤怒仅仅是个开始。很多成功人士都落入了浮士德式的交易，因为如果不那样的话，他们必须根据亚里士多德的名言来判断，是否在合适的时间，用合适的方式，以合适的理由，向合适的人大发雷霆。

通常来说，以上答案皆否。解决浮士德交易最简单的方式就是听从曼宁格的建议："了解你自己人性中最大的弱点。"人们之所以陷入浮士德式交易，是因为他们担心如果没有魔鬼的帮助，他们就无法得到理想的结果。当他们开始审视过往，意识到自己身处困局，他们应该去找到让他们屈从诱惑的心理病根。

大部分精疲力竭症都源自于对自身的愤怒。这可能是出于以下两种原因或之一：（1）意识到自己缺乏某种必要的技能，无法胜任某项职业；（2）感到自己被迫满足别人强加在自己身上的期望，却又无法找到解决方式，倍感挫败。为了获得职业生涯中的健康心理，克服精疲力竭症，你必须首先解决心理健康的最大阻碍，即自我引导型愤怒。

在我们初次见面时，"道格"（Doug）是洛杉矶最优秀的商人之一，但他第一次走进——我想说的是，一瘸一拐地走——我的办公室的时候，他看起来就像刚经历了一场险些致命的车祸。他脖子上戴的不是用来搭配布莱奥尼高级西装的爱马仕领带，而是颈托；他没有拎鳄鱼皮的手提包，而是柱了根拐杖。一位神经科医生推荐道格来见我，他认为道格的病完全是心理问题引起的。

介绍他来的医生告诉我，道格为人很亲切，工作也很出色。这两点都毋庸置疑。尽管拥有过人的智慧，道格却坚决否认自己的问题出在心理上。在过去的 12 年中，他都承受着一种无法忍受的疼痛，这位 48 岁的商人已经拜访了不下 20 位神经科的专家，也查阅了很多关于慢性疼痛的资料，甚至都可以去教课了。无论如何，他知道造成自己痛苦的生理原因迟早会被找到的。

在了解道格腿疼的位置不可能出现神经性问题之后——疼痛从他的膝盖蔓延到小腿，再到前脚掌——我立刻开始研究这个症状的深层含义。我假定道格的腿疼是典型的弗洛伊德病例，弗洛伊德最早是一名神经科医生，但在治疗了很多遭受"神经性"痛苦的病人却发现他们的问题与生理原因无关之后，他离开了这个领域，转而进一步研究人的心理。弗洛伊德的一个经典案例是这样的：一名多处瘫痪的女性，其瘫痪的原因却并非是神经问题所导致。弗洛伊德最终发现，她瘫痪是由于想阻止自己潜意识中的性冲动，在 20 世纪初的奥地利，这既是羞耻的，也是被禁止的。

在我进一步了解道格之后，我决定告诉他我准备按弗洛伊德的方法对他进行治疗；我甚至还给他看了这个案例。我也告诉他我假定在他的腿疼中被隐藏的情感，和大多数情况一样，是没有表达出来的愤怒。尽管道格并不完全认同我的治疗方案，在接下来的谈话中，虽然不太情愿，他还是谈了一下关于愤怒的事。

当道格准备开始找寻他症状的深层含义时，他看上去就像一个要去法庭辩诉的律师：他拖了一个拉杆箱到我办公室来，里面装满了他儿童时代的收藏品。我问他这些都是什么，他说："你想找到我埋藏在心底的愤怒，所以我觉得可以从头开始；这些东西或许能帮助我自由联想。"我告诉他大部分病人都比较抗拒这种"心理考古"，容易产生抱怨，道格听罢笑了，用一种年长的牧师的语气对我说："史蒂夫，拜托！我现在的生活还能有什么痛苦？我公司的获利足足可以供养三个家庭，而且可以过得宽裕；妻子和孩子都很爱我，我所在的社区也很尊重我。关于我的腿，如果你的弗洛伊德式心理冲突理论是正确的，那么问题一定出在我年轻时候，你说是吗？"

直到那之前我都不知道道格的公司员工里还有他的亲戚，当他无意中提到"三个家庭"时，我知道一定遗漏了什么。这并不是说家族企业不能给亲戚们提供财富和支持，只能说这样的情况并不常见。

事实证明道格的公司还是难逃这样的命运：我发现道格很鄙视为他工作的两个姐夫。尽管他的公司确实经营得很好，道格还是十分怨恨姐姐的压力让这两个他认为"一无是处"的姐夫在自己公司工作。不幸的是，在很长的时间内，迫于姐姐们的压力，道格没有——或者说无法——表达出对姐夫的不满之情。

接着，道格的一个姐姐一时兴起，要飞来纽约看美国网球公开赛。之前，道格的两个姐夫请假都是有充足的理由并提前申请。但是这一次，由于姐姐的要求以及他们俩都是众所周知的网球迷，而且他们的座位是一位重要人物因为无法前往而让给他们的，于是姐夫打电话给他说第二天就要飞去纽约，因为这个机会"无法错过"。因为这件事，道格勃然大怒。

这件事恰巧发生在道格与我约好见面的两小时前。在我们谈话的前二十分钟内，道格爆发出了极大的愤怒，就像已经坚守了十年的大坝突然倒塌。当我感到他的情绪正逐渐稳定下来时，我直接问他："那么，现在你的腿感觉怎么样？"道格露出了震惊的表情，他看了看我，揉了揉自己膝盖和小腿，又看着我，说："消失了……疼痛消失了。"

尽管几小时后他再次感到疼痛，并且在之后的两年间还是如此，自从那次谈话后，我对道格的治疗就分成两方面：一方面是帮他想办法如何在不失颜面的情况下用适当的方式让两个姐夫离开公司，另一方面是去找到他为何无法直接处理愤怒的原因。要治愈道格并不容易，但我们正在取得稳定的进展。道格的问题得以解决的一个关键因素在于，几个月后道格回忆起每当他父亲对他发火时，都会威胁他要"用力踹他的屁股"，并且有几次，他真的说到做到。从这里也可以看出，道格的父亲是一个既挑剔又苛刻的人，吝啬又无情。

自从道格可以自如地谈论多年来埋在心底的对父亲的不满，他也意识到他一直都害怕自己最后会成为父亲那样的人。很快，道格还意识到每当他感觉自己对别人表现出不满的态度或者行为并让他联想到父亲的行为时——比如想要猛踹某人一脚的冲动——他就会不自觉地反抗这种感觉。然而因为道格爱他的父亲，也很尊敬他，就会为"在父亲在世时没有感激并学会爱他"而责备自己。

因为对父亲的复杂情绪，道格为自己的自私或苛刻的行为做出过度补偿。具体地说，他变成了一个过于慷慨的人，无法对自己讨厌的人表现出不满。他对于这种过偿行为的初步抵抗来源于羞于承认自己有多么"软弱":"我很懦弱,没有告诉父亲我的感受,他并不是有意要伤害别人的。"幸运的是,当道格能够说出自己的羞愧以及对父亲矛盾的感情后,他逐渐能够以既尊重自己也尊重对方的方式来面对自己不喜欢的人。最终他也得以扔掉了拐杖。

掌控力的激情

几乎所有的心理学理论都基于一个同样的假设:童年经历的卑微和无助将塑造我们的人格,影响我们一生。一些理论认为,幼时的我们相对于处于掌控地位的父母和哥哥姐姐,有更深的卑微体验,这种体验有可能会使我们健康成长,也有可能会让我们遭受磨难;还有一些理论认为,我们成为什么样的人,取决于我们如何控制那些来自童年的欲望——比如说要想控制某人或者某个事物的强烈情绪。没有哪种理论是完美的,但是它们都承认一个基本的事实:人类希望被肯定、被重视的心理,从很小的时候就有了。

幼儿更容易体会到羞耻感,而不容易获得满足或者骄傲的情绪,这样说来,成年后的我们总是致力于提升自信心也就不难理解了。每个人总是伴随着自我怀疑和羞耻感成长,对于自己能否掌控世界,充满了焦虑、愤怒和失望等情绪。

正如马克·吐温所说"这种情绪可以被称为'主人情绪',是一种对个人肯定的渴求",这是一种深藏于心的复杂情绪。

实际上,我们把太多时间花在获取自我肯定上面了,这个事实也可以解释为何这么多人在成年后为了获取成功而费尽心力。换言之,我们之所以对成功的盲目崇拜,是我们急需用成功来获取自我肯定,而这一切都源于幼年记忆中的羞耻和无助。具有主人欲望和自我肯定欲望并无不可,但是要注意程度,如果让其掌控我们的人生,那就不妙了。

避免自责

爱比克泰德是个自学成才的哲学家,他非常反感那些被自我肯定的欲望所控制的人;更加反感那些假模假式、拒绝承认失败的人;尤其讨厌那些虚伪狡诈、傲慢无礼、冷漠无情的成功人士,因为他们实际上是懦弱的,不敢承认自己的缺陷,只有通过表面的成功来掩饰。从这一点来说,爱比克泰德看透了人类重燃斗志的障碍所在:无法面对真实的自己,永远戴着面具做个假人。而正确认识自我是解决他们心理问题的关键:

> 让那些即将发生的事自然而然地发生。无论是痛苦还是快乐,光荣还是耻辱,都需要直面,把这当成一场

没有退路的战争。如果失败了，说明你能力不足；如果胜利了，就说明能力足够。这也是苏格拉底的做人原则，他通过每一件事情来发展自我，不被任何事情打搅，除非事实或者理由。尽管你现在还没有成为苏格拉底，但你应该往这个方向努力。

爱比克泰德还认为："那些注定要被上帝毁灭的，都是为权力而着魔的人。"主动称赞和宣扬自己能力的人，实际上虚弱不堪，不敢正视自己内心深处的情绪，不敢承认自己的丑陋行为不过是在宣泄内心的痛苦。我经常向我的病人引述富兰克林的一句名言："空的桶发出的噪音最大。"如果你对自己的能力有充足的自信，那你不必用大发雷霆来维持自己的权威。你可以稳稳地走路，因为你知道自己有根无形的拐杖。

过于愤怒的表现也会阻碍心理治疗师或高级辅导老师来为他们解读和分析其自责情绪。不幸的是，我们的文化氛围允许成功人士自由发火。对特别成功的人来说，他们并不需要克制自己的愤怒。更糟糕的是，这样的社会氛围就使得成功人士更加无法从内心分析到底是什么使他们发怒、受伤，或者痛苦。詹姆斯·鲍德温（James Baldwin）发现了一种和愤怒很像的情绪，"我猜想人们如此固执地坚持自己的憎恶情绪，是因为一旦憎恶情绪消失了，他们将被迫面对自己的痛苦。"

　　简在一家市值数十亿美元的跨国农业综合公司工作，在健康食品部担任总裁和首席执行官。当我被聘请去帮助简处理和下属经理们的关系时，用公司运营总监（也就是聘请我的人）的话说，简的部门"总是留不住员工"。简所在的部门成立仅仅两年，但公司对她和她的产品线报以很大的期望，因为她手上有热销的产品，可以满足飞速增长的市场需求，他们的目标消费者是中年人士，而这些人喜欢购买能让自己恢复青春活力的产品。

　　简的整个职业生涯都在销售大众食品，而且她做得很出色。简是一个高挑、干练的女性，长得还有点像一位知名的电影明星，但是她更注重工作中个人品质的发展，而非外貌。她对自己的销售技巧非常骄傲，并深信如果坚持自己的追求，那么一定能获得职业成功。这也是为什么当公司让她负责最新成立的部门时，她会感到受宠若惊。简的升职却经历了不小的波动：她和其他五位副总裁，还有一位首席执行官，同时被总部委任建立一个新的分公司，负责特殊食品。尽管新部门的早期发展非常顺利，但不久就发生了变故，公司唯一真正的竞争对手挖走了新部门的首席执行官、首席运营官以及市场总监。为了尽快地重新组织起管理层，简被任命为最高领导，大家都认为她是把公司新产品卖出去的最好人选。简也抓住了这次机遇。她上任伊始就给产品起了个好名字，履新不足 9 个月，她的部门就开始盈利了。

　　然而简却无法平静地面对成功。在这个职位工作未满一年，她的直接上级就收到了多份针对她的投诉信，投诉她在公众场合轻视、辱骂甚至是严重威胁属下。简经常不顾禁烟标志，自顾自地在办公室抽烟，有一次，一位同事指出她的市场计划太短视，她直接抓起装满烟蒂的烟灰缸，冲着那位同事就扔了过去。这场闹剧之后，我就被请来了。

　　每当我第一次和病人会面的时候——我是说作为一个指导或者说心理医生，我总会对病人的心理状况做一个全面的评估。但当我研究简的情况时，我竟一时无法得知她的愤怒究竟从何而来。像我们一样，她的生活中也有磕磕绊绊，但是并没有一项是特别的：没有精神创伤，没有伤害，也没有一直责备她的父母。我向简建议我对她直接领导的人做一个调查，看看他们对她的感觉是什么样的。她毫不犹豫地同意了。

　　办公室里每一位副总裁都用"盛气凌人"这个词来描述简。除此之外，尽管大家都认同她的销售能力，但几乎都不认为她能够管理好一个团队；有些人认为简长期承受的压力可能是导致她行为失控的原因。然而我仍然不明白，一年来，分公司的一切都在她的掌控中，她为何越来越暴躁了。

　　我将最后的希望寄托在和简的销售员工的谈话上，期盼能从中找出简的问题所在。有一位女销售员在大学时就认识简了，我希望她可以透露一些有用的信息。而她也确实做到了，尽管她自己可能并没察觉到。她开玩笑地说，如果简是一名男性，可能早就成为一名牧师了，她人真的很好。这位老朋友还说："你知道，简真的很有天赋，她总是能点石成金，就像她这次成功推广新产品一样。有一次在芝加哥，我和简还有一个竞争对手公司的朋友一起喝茶，他建议我们说：'既然你们在推广健康食品，为什么不用一种早餐食品的名字来命名它呢？很多人都会喜欢这样的名字的。'"

正如我之前所说，对于从天而降的成功，很少有人能坦然接受而不产生心理创伤。当我得知简并不是真正使她部门获益的那个人之后——或者说，巩固她作为部门总裁的职位——我怀疑她可能在与内心的愧疚感做斗争，觉得是自己偷窃了这个为她带来好运的创意，也可能她害怕自己最后像个骗子一样被揭穿。

在接下来的会面中，我把我的发现直截了当地告诉了简。她的反应是尖叫："如果你敢公开这件事，我就让你不好过。"我发誓我不会，但简大声吵闹了一个小时，指责我"要毁掉她的职业生涯，还要搭上她的整个部门"。她用尽了所能想到的每一个词来侮辱我，然后开始大哭。而我的回应——虽然不合常理但是很有效——就是大笑。"你有没有听说过一句话叫'重要的不是你得到什么，而是你对它做了什么'。你真的觉得只有每一个好的点子都是自己想出来的才算得上是一个称职的高管吗？《财富》500 强企业中有多少首席执行官是公司的创立者呢？"我一连串地报出了几个新上任的首席执行官的名字，他们都是华尔街的宠儿，凭自己的能力挽救了行将倒闭的企业，这时，简的怒气才开始慢慢退散。

在之后的三个月中，我和简将重点放在她对这个好点子的态度上。我得知简一直为自我怀疑而困扰，用她的话说，"我所做的一切都只是大肆炒作，我没有创造出任何东西。我长得漂亮，又能说会道，所以男性都关注我。但是真正的领导者是靠大脑说话的，但我不是。我生气的是这一点"。

尽管我可能永远无法明白为什么简会认为"真正的领导者是靠大脑说话的"，尽管这句话很常见，但它并不正确。接下来进行的就是将指导和认知治疗结合起来，重点在于将她从这种错误的理念中解脱出来，并帮助她理解什么样的行为会激怒她并让她攻击同事。在这过程中我发现，简对同事的每一句羞辱和责骂都是出于她自我引导型的愤怒。在我们的治疗中，对简来说最重要的一点就是，她了解到，只要有一点点关于她不够"聪明"的暗示，都会成为她情绪失控的导火索。同样地，如果别人都把成功的功劳归到她身上，她也会感到恼怒，因为这会再次让她觉得自己只不过是运气好而已，并不是本身的能力出众。但是我们治疗的关键在于，让简能够接受自己展示给别人的形象：一名出色的销售人员，只要坚持自己的信念，就会获得成功。

我帮助简认识到，优秀的管理技能包括很多东西，当然也包括销售人员出色的行为艺术。我向简解释说，如果她认为自己的成绩只在于那项与他人创意相关的产品推广，那么，当团队陷于崩溃时撑住局面，把一群忐忑不安的职员团结成一个团队，成为一个极具效能的经理人，作为总裁，简其实有很多值得夸耀的成功。

释放健康的激情

生活中，你经常能看到别人成功的样子，一想到自己的成功遥遥无期，不免心灰意冷、妄自菲薄，甚至陷入心理失衡的泥潭不能自拔。然而，我们必须明白：懊恼，或者更准确地说，干着急，只能使人们迷失方向，距离健康的激情越来越远。而只有保持健康向上的激情，人们才能克服挫折，勇往直前。正如亚里士多德所说：选择在合适的时候，向合适的人，为了合适的事情，以合适的方式大发雷霆，这并不是一件容易做到的事情，也不是每个人都能做到的。但是，只有通过恰当的方式，把愤怒疏导、宣泄出来，才能尽快从心理失衡的痛苦中解脱出来，跳出精疲力竭症的怪圈。

说谎者的惩罚

这里有一个由愤怒引发的职业自毁行为的例子，悲剧的主人公是帕特里克，他是一个天资平庸但拥有非凡魅力的人，从汽车销售员一路做到了汽车制造公司的高管，而且这家公司是美国三大汽车制造商之一，位居《财富》100强。帕特里克的成功完全是偶然，实际上，他之所以选择汽车销售这一行，完全是出于无奈，因为他的学业太糟糕了。有鉴于此，他练成了一副好口才，他知道未来的人生就要靠口才打天下了，他的叔叔是美国最大的汽车连锁店之一的老板，所以他利用这个优势，在毕业之后就开始了卖车生涯。

在为他叔叔工作的15年中，帕特里克取得了出色的销售业绩。终于，他出色的销售技巧引起了他所负责的汽车品牌的注意，于是他被请到底特律做了销售主管。帕特里克和他的叔叔都认为这是一个现实版的灰姑娘的故事。

尽管帕特里克的销售能力最为出众，但要管理好这样一批与他有着差不多能力的人绝非易事。我相信在搬到底特律之前的几周内，帕特里克一定顾虑重重。为了不向卖车的下等生活妥协，不想被人嘲笑，帕特里克最终选择过上《财富》100强企业的生活。他最大的支持者就是自立类的管理书籍以及杰克·丹尼威士忌。

在帕特里克参加的第一次公司活动中，他就喝醉了，大嚷着要揍一位区域经理，在这之后，他的公司就找到了我。聘用我的人力资源总监认为帕特里克是个自我障碍型的酗酒者。但其实他并不是。我找了20多位帕特里克的直接下属谈话，发现他不仅仅在喝醉的时候会发脾气，在面对机遇的时候也是。除此之外，他的敌意通常都针对的是那些展现出竞争力的同事，或者说，更聪明的同事。帕特里克的工作方式是和他手下的经理们一对一地谈话，听取他们的想法，盗取他们的创意，并在团队会议上痛斥他们。一开始很多人认为，帕特里克的愤怒只是为了达到销售业绩的激情的不正当体现。但不幸的是，帕特里克在底特律任职的前两年中，原本抱有雄心壮志的汽车公司已经损失了 5 位最有才华的管理人员了。

我和帕特里克合作了 6 个月之久。帮助他控制饮酒很简单，但要控制他的愤怒就比较困难了。尽管他最后多少能够了解自己为何会感到来自这群人的威胁，他叫他们"常春藤大学的混蛋"，但他还是无法充分理解自卑是如何导致这些情绪爆发的。我们取得的最接近成功的一点突破发生在我们谈到贯穿他一生的有关他在学业上进行的欺骗。

在我和帕特里克坦率的交流中，他坦言，在大学时曾经买过几次论文，大部分考试都作弊，还经常付钱让朋友替他完成家庭作业。并且他还承认，成为一名高管后最让他感受到威胁的是管理而不是销售，这再次让他想起了尘封已久的大学往事，自己曾经是个"学业小偷"。关键在于，他觉得自己要从下属那里偷来创意才能成功。

我从帕特里克那里获知的最重要的事情，就是他在很久以前就开始在学业上作弊了，很遗憾，我无法充分利用这件事帮助他。帕特里克不愿透露作弊的细节，不过他承认自己一直都很痛恨学校，但他很乐意用优异的成绩来抚慰身为高中数学老师的母亲。帕特里克最难忘的一次童年记忆就是，当他考砸了学期测验，不得不硬着头皮让母亲在试卷上签字，由此引发的严重后果。当母亲看到他试卷上的 F（即不及格）时，他所担心的训斥并没有发生。事实上，帕特里克不但没有受到责骂，反而是母亲歇斯底里地大哭"我可怜的孩子"，最后还是他去安慰伤心欲绝的母亲。

从那以后，帕特里克就发誓决不让母亲经受那样的折磨了。但是，他没有通过努力获得好成绩，而是采用了一个又一个狡猾的伎俩。我认为，他为母亲逼迫他做好自己不喜欢的事情而感到愤怒。而且，为了取悦母亲，他也让自己永远得不到解脱。

至于为什么不能与下属搞好关系，我给他的解释是：他是把对自己和母亲的愤怒发泄到了那些他所嫉妒的人身上，因为那些人的智慧和才能不是靠欺骗得来的。我试图让他理解，他对自己的轻视以及对他所爱的母亲的愤怒，使他永远无法达到在大公司生存的基本条件：与同事相互协作。我警告他，那些自立类书籍只会加重他的心理问题。尽管我一再提醒他，除非他愿意承认自己是个骗子，否则他在底特律的职业生涯将会走下坡路，但他仍然一意孤行。在那次谈话后，帕特里克中止了与我的合作。一年后，他的前妻写信告诉我，帕特里克回到了他叔叔的车行，又开始酗酒了。

切勿自我欺骗

将帕特里克的失败归结于自卑和自我欺骗好像并不严谨。莎士比亚在《哈姆雷特》的第一幕第二场有一段非常精彩的文字，说明了只有抛弃自我欺骗，才能获得真正的成功：

> 最重要者：万勿自欺，
>
> 如此，就像夜之将随日，
>
> 你也不会欺将于他人。

患有精疲力竭症的人很容易在面对他人时变得虚伪，因为在美国人看来，你成功与否取决于别人是否认可你。面对这种社会风气，很多人选择了妥协。但是获取成功还有另外一种选择：勇敢面对自我。

温斯顿·丘吉尔是历史上最伟大的领袖之一，他就是一个敢于对社会风气说"不"的人。通过严格的自我评价，他做到了思想的绝对独立。据丘吉尔在"二战"中一个参谋官的所说，丘吉尔曾经说过，"每天晚上，我都会在内心给自己开一个军事法庭，审视自己白天是否做了有意义的事。我并不是装装样子，我是真的想去做那些真正有意义的事"。如果你也像丘吉尔一样对自己严格要求，你就不会因希望得到社会认可而不敢挑战社会标准。

不幸的是，多数人都会随波逐流，斤斤计较于世俗认可的财富和地位。对世俗成功标准的妥协甚至影响了奥运会的比赛，比如在滑冰、体操、跳水等需要裁判根据运动员的表现打分的项目中，运动员就会根据裁判的喜好去表现，成功与否完全取决于是否遵守转瞬即逝的标准。

举个例子，如果一个花样滑冰运动员决定要保持自己的高难度的华丽风格，那他就可能因为不按常理出牌的行为，失去本来可以得到的奖牌。然而如果他屈从于裁判的喜好而调整自己的动作，那他的职业生涯可能就会缺少激情，肯定不如他潇洒地说一句，"去他妈的投其所好，我就要按我的方式来滑"。如果他选择违背自己的内心获得了奖牌，无疑会挣到更多钱，也会有更多电视节目邀请他。但是违背内心的行为迟早会让他感觉自己好像只是为了金钱而滑冰。像丘吉尔那样的人，永远不会遭受这样的命运。事实上，只有通过心灵深处的军事法庭来对自己进行公证的审判，你才能获得真正的自由。

亚瑟·米勒（Arthur Miller）是一位剧作家，像莎士比亚一样，他也注意到通过正视自我可以获得自我尊重，他认为："正确的自我认知是人生最重要的部分，唯其如此，你才能尊重自我。"显然，帕特里克永远无法成为自己尊重的那个人。我们可以将帕特里克与郭士纳做个对比，郭士纳在 IBM 时期取得了巨大的成功。除了他的管理技巧，郭士纳的成功很大程度上要归功于他能正视自己。在入主 IBM 之前，郭士纳在世界最大的饼干公司——纳贝斯克取得了巨大的成功。来到 IBM 之后，他没有像帕特里克在底特律那样虚张声势、自我防御，他承认对自己现处行业的技术领域知之甚少……甚至可以说一窍不通。但是，郭士纳给予技术人员充分的信任和权力，自己则专注于他所擅长的领域：制定有效的市场计划。

在职场上，承认自己的弱项，就做到了莎士比亚所说的"正视自我"。正视自我是接受自我的前提。如果你深知自己有致命的缺陷，却拒绝承认，整日怨天尤人，那么你就永远没有机会弥补这个弱点了。帕特里克因为自己的不足而满怀仇恨，郭士纳却因坦然承认自我大获成功；帕特里克用防御性很强的愤怒来掩饰内心的痛苦，而郭士纳通过接受和处理好自己的"弱势"，避免了自我导向的痛苦。

唤起你的激情

对职场人士来说，没有什么事情比从一个成功但自己不喜欢的工作中全身而退更加困难了。精疲力竭症的受害者们并不会失去对职业的热情，因为他们的需求是永无止境的。他们都是或即将成为行为主义者，他们否认需要得到心理满足，他们的眼光总是盯在错误的地方。

康妮就是这样一位把目光紧盯在成功上的人，她聘请我为她的公司找一位新的首席执行官，帮助他适应这份工作，并且"看看新公司的规划有没有什么遗漏的地方"。所谓的新规划就是康妮决定离开她一手创立的互联网公司，并成为"创业孵化器公司"的合伙人，这个业务在 20 世纪 90 年代中后期的硅谷正开始快速增长。正如她一开始告诉我的，她的目标就是"让我的钱为我服务，而我自己可以享受生活，也能扶植一些小企业成长。"

康妮是那种每个职业经理人都渴望遇到的投资人：她是一个非常开诚布公的人，没有经历什么危机，也愿意在公司战略策划和个人发展方面为他人提供帮助，而不仅仅是做些补救的工作。当我认识康妮时，她 34 岁，毕业于加州大学伯克利分校，获学士学位和 MBA 学位，同时持有计算机和社会学的双硕士学位。她把自己多方面的知识完美地融合在一起了：她既不是一个计算机专家，也不是一个社会改革者。相反，她对社会现状非常了解，也具有很高的社会责任感，她在 33 岁时赚到 2000 万美元，此后她没有选择继续经营公司，而是希望利用自己在硅谷工作 15 年所获得的技能和见识，来帮助那些有前途的年轻人和产品。

一开始，我和康妮的合作非常顺利：我的一个朋友愿意帮她找一个合适的接替者。康妮的孵化器业务也开展得很顺利。然而，当我和康妮谈到她的个人生活时——我对接受治疗的每一个人都会问这个问题，康妮有点不想细谈，她满不在乎地说："如果你认识什么 50 岁以下的单身男性，也不是技术宅的话，就介绍给我吧。"当我建议再多谈一些关于她生活的内容时，她打断了我，只是说"如果遇到困难"，会再给我打电话。大约一年后，康妮来到洛杉矶，和我谈了她的私生活。

世界上可能有两种人，一种人认为年龄只不过是个数字而已，另一种人过了一定年龄就开始恐慌。康妮属于后者。在我们再次见面的一个月后，康妮召开了她的 35 岁生日派对，在那场派对中发生了一件事。她最亲近的十几个朋友聚在一起想给她办一个惊喜派对。但喝酒庆祝仅仅几小时后，她就变得意志消沉。她恳求别人载她回家，并且在接下来的两周内，她都躲在床上哭泣。

当我第二次与康妮合作时，我告诉康妮我必须要重新了解她以及她的家庭往事。我仅仅提到"家庭"这个词，她就开始抽泣。平静下来之后，她说的第一句话就是"我从来不想要家庭，这不是我命中注定的"。我了解到从婴儿时起，康妮就在孤儿院长大。她的母亲来自胡志明市，在酒吧工作，也不愿意抚养这个黑人和亚洲人混血的女孩，社会对这种混血儿童也充满了歧视。

当我得知康妮的童年生活时，我立刻明白了为何她在和我第一次会面时不愿意谈论自己的个人生活，她明显承受了严重的心理创伤，并且已经持续了长达 25 年之久。她对童年仅存的回忆就是她父亲是一名美国士兵，她母亲怀孕时还是个未成年少女，在 10 岁那年，她被一名越南裔的兽医夫妇收养，并在旧金山长大，养父母给了她不输于同龄人的爱和关怀。

旧金山是个开明自由的城市，她的混血身份也没有遭到什么非议。康妮个子高，长得也漂亮，还擅长运动，更不用说她过人的智慧了，在学会了英语并习惯了新家庭的生活（她还有两个兄弟，也是从越南孤儿院收养的）后，康妮并没有感受到社会的排斥。然而她明显地感觉到自己无法融入任何组织。她告诉我："如果你理解我的意思，我一直都是个'明星'，但从来不是人群中的一员。我知道很多人喜欢我，但出于某些原因我感觉不到。我的整个职业生涯都不断在重复：因为做过的事而受到关注，而非仅仅因为我是康妮。"

又过了几周，我了解到，尽管康妮很享受性生活，但她从未长时间地谈过恋爱。她对恋爱的看法是："看，身边有个男性一起走感觉真好，尤其是长得好看的。问题是，我脑海中一直有个声音在告诉我，'不要陷得太深'。"当我提醒她在第一次谈话结束后是怎么跟我道别的（让我介绍合适的男士给她），她点点头，"你要装作在寻找下一段感情，不然人们会觉得你不正常。"

这次谈话给了我一个完美的契机来帮助康妮分析她目前的状况："有没有可能，你在创建孵化器的时候在其中找到创建家庭的感觉呢？这样可以帮你从创建真实家庭的冲突中解脱出来。"她同意了，并承认在第一次拒绝我询问她社交生活的时候已经感到，似乎无法再回避了。

几周后，我发现我可以通过挖掘康妮的商业才华，来帮助她打破了建立亲密关系的障碍。我的计划是，让她在不放弃孵化器生意的前提下，再找到一种可以让她充满激情的事业。我提议："看，我们一直做的就是让你全身心地热爱某样事物。自从读中学后你还从未心理失控过。有什么事能让你全身心投入去做呢？"她立刻回答道："孤儿。"

三周后，康妮暂停了我们的心理治疗，并将全部时间用于一个国际性机构的创建中，这个机构旨在帮助孤儿寻找美国的收养家庭。不出我所料，她已经全身心地投入这个项目。当这个机构已经可以不再需要她全职投入时，她又回来继续我们的心理治疗，这次她已经可以体会到爱和承诺，并称这种感受为"确实地沉浸在自己的世界中"。除此之外，康妮对工作的热爱也让她在感情方面有了收获：在我写完本书时，康妮已经和男朋友在一起半年了，并称他为"一生的挚爱"。

60分钟疗法

《60分钟》这个节目我已经看了很多年了，从中得出了一个结论：如果仔细审视节目中最精彩段落里人物的动机，就可以找到一个帮助所有人重燃斗志的方法。我将其称为 60 分钟疗法，因为这种方法是通过让人们在 60 分钟内用自己的灵感来找到解决方法。很多人都没有意识到，在他们的精神世界中其实也拥有自己的 60 分钟故事。这也是这个节目最吸引人的地方：它体现了一个"小人物"只靠激情也可以改变世界。同样的，你又怎么看待反诽谤联盟（Anti-Defamation League）、NAACP（全国有色人种协会）、ACT UP（艾滋病帮助协会）、MADD（酒后驾车组织），或是巴里·史莱克（Barry Scheck，美国著名律师——译者注）为死刑犯做 DNA 化验等等这一系列组织的行动呢？

很多人都会经历中年危机，当他们对一份不错的职业感到疲倦，或者对能燃起他们热情的工作反而觉得恐惧时，他们就应该意识到，生活中缺失的是纯粹的激情。但是"金手铐"和对他人的责任感（通常还有名声的问题）让大多数职场人士都觉得，超过 25 岁后仅仅因为枯燥乏味就换工作是一种不负责任的行为。而事实并非如此。如果你痛恨世界上的错误和不公，那就去与之抗争吧。就像亚里士多德说的那样：学会在合适的时间，以合适的理由，用合适的方式，对合适的人大发雷霆。

当我提到人们可以考虑用 60 分钟疗法来缓解各种职场引起的不适时，通常会有两种反驳意见。一种意见认为他们已经年纪偏大，不适合重新再来。这个理由是站不住脚的。不久以后，人们可能会一直工作到 70 岁。不仅如此，就像康妮一样，很多承受精疲力竭症的人其实都有收入颇丰的工作，对他们来说追求业余时间的兴趣爱好并不会有经济困难。即使这些都是不确定因素，不去追求一个能唤起你激情的业余爱好甚至比维持现状更为糟糕。如果你感觉一直被困在目前的工作中，那迟早你会从中解脱出来。那时你会发现如果能够早些重视心理满足感的追求，人生道路可能要轻松得多。

第二种意见就有点推卸责任的意思了。很多害怕 60 分钟疗法的人都以为，在职业重整旗鼓的道路上，它只是"有钱任性"的方式，事实并非如此。以下几点是我多年来得出的结论：

1. 60 分钟疗法是建立在愤怒、痛苦或轻视的基础上的，而非基于人们心中所爱的一种行动。长时间做自己喜欢的事可以让人产生自我陶醉，感受到传承和给予的乐趣。同理，60 分钟疗法源自于对社会中一些错误现象的反抗，也是一种传承。当巴里·史莱克为他心目中不公正的死刑宣判努力抗争时，很明显，成功的结果可以产生极大的满足感。每一个如愿以偿的人都能感受到自尊心的急剧增强。但如果舍克是为被误判的人辩护，他的目标是改善司法和社会的公正。当他为 O. J. 辛普森（O. J. Simpson，有过著名的辛普森杀妻案）辩护时，他要为已经百口莫辩的囚犯做出最大努力，但这同时也是在为家庭赚钱。史莱克将 60 分钟疗法和一份收入不菲的职业很好地结合在了一起，获得了物质和心理上的双重满足。

2. 剧作家萧伯纳勇敢地放弃了一份成功的职业，因为这份工作无法让他感到心理满足，他曾说过，"人生中真正的快乐是因有意义的事而存在的……它是一种自然的力量，无止境地抱怨无法让你获得快乐"。这一点也正如我们谈到传承时提到的一样，可以帮助你在工作中延续激情。如果你对自己所从事的职业有着极大的尊重，而不是沉醉于成功的瞬间陶醉，你得到的是恒久的精神满足，而不是痛苦中的短暂解脱。太多人都将"只要做自己喜欢的事，那么金钱会随之而来的"这句话误解成越战时期常说的"如果感觉好，那就去做吧"。这种感觉只是自恋，并不是通过激情、传授而获得精神满足。

3. 适当地表达愤怒的情绪可以让人感到更自由。说出"这就是我，这就是我的感受，我的信仰"之后，你可以从旁观者的目光束缚中解脱出来，在前文中我们也多次提到，这样的束缚会产生很多负面效应。不仅如此，通过诚实地面对自己的情绪，你就不必太过在意旁人的眼光。释放激情的过程也是获得满足和传授的过程。

在希腊神话中，普罗米修斯希望确保人类的地位要高于其他动物，这也是他敢于挑战宙斯，从奥林匹亚山偷取火种，并将其视作保障人类生存和高尚的证明。我将普罗米修斯的火种视作维持心理发展和自力更生的力量。普罗米修斯的馈赠对人类非常有效，每一个取得成功的人都曾经用这样的"火种"开启自己的职业生涯。

我最喜欢的一句名言，这句名言也让我坚信人类一定能战胜精疲力竭症，那就是弗里德里希·尼采（Friedrich Nietzsche）说的一句话："只有当一个人了解其人生的意义之后，他才会明白应该要如何去做。"尼采的意思是要找到自己内心最纯粹的动力，也就是我所说的激情。这种动力是所有自我实现的基础，也是让人重燃斗志的希望。

问自己"怎么做"意味着我们需要接受旁观者对自己行为的判断、评价、排名以及肯定。而"为什么"这样的问题才能使我们从旁人的眼光中解脱出来，并专注在我们不顾一切追求的目标上。这样一来，无形中我们也在为社会做出贡献。这些贡献可能会带来荣誉，也可能导致和普罗米修斯一样的悲惨命运，但无论如何，它们都是有意义的。如果你有像尼采那样的目标，那么内心的动力永不枯竭，只要正确地释放自己的激情，你一定可以重燃斗志。

致谢

感谢乔恩·卡普对本书提出的宝贵意见，长期以来，他一直给予我鼓励和支持，极富洞察力地指出我的不足之处。我不可能找到比他更好的编辑了。

杰夫·西格林一直是我的良师益友，我在《公司》杂志写专栏时，他就是我的编辑。本书从创作大纲到第二遍修改，他给予了我无微不至的帮助。

在这里，我还要感谢几位通读过书稿并提出宝贵建议的人。我要特别感谢 A. J. 西斯克，他劳心费神帮助我完成引言部分；詹妮尔·杜伊尔为我的书稿做了初审，大大提升本书的质量，我还要谢谢她每次都热情而幽默地回答我的每个问题；吉姆·卡塞拉为我的初稿提出了许多独到的见解，并在其他方面为我提供了许多宝贵资源；我还要感谢埃斯特·格林格拉斯为我提供了很多女性心理学方面的资料。还有阿什莉·梅威，在我搬到洛杉矶后，给我的研究提供了极大的支持。

还有很多人虽然对本书内容没有直接贡献，但在我完成书稿的过程中都给了我很多有益的帮助。在截稿期到来之前，当我绞尽脑汁修改书稿时，他们屡屡帮我渡过难关。我要感谢艾尔弗雷德·E.奥斯本博士，他给予我在加州大学洛杉矶分校的哈罗德·普莱斯中心担任教职的机会。正是由于艾尔为我做的一切，我对研究和教学充满了前所未有的热情。莎伦（Sharon）和道格·布莱纳（Doug Brenner）在各个方面都帮我很好地适应了洛杉矶的生活，他们让我在洛杉矶找到了家的感觉，我对他们的感激无以言表。我还要感谢瓦伦蒂诺餐厅的斯蒂芬诺·恩加诺先生，他那里的意大利红酒是世界上最棒的，我也从他那里买了不少酒，每次去他的餐厅时都有宾至如归的感觉。中国餐厅的贝拉·兰茨曼和彼得·潘代尔每次都给我贵宾般的待遇。这里我还要特别感谢我的岳母凯瑟琳·西斯克，在我和妻子外出时，帮我们照看我们的宝贝女儿凯蒂，让我们可以安心地用餐。

最后，我想感谢我的妻子詹妮弗为本书做出的巨大贡献。《自我驱动心理学》这本书中大部分的观点都来自我与她的交流，她还用缜密的分析将这些观点变得更加完善。每个熟悉我的人都知道，自从我俩相识起，詹妮弗就是我快乐和灵感的源泉，但我很少有机会能向她表达我的感激之情，她的智慧和心灵都是那么优秀。她也是我写这本书的最大动力。

出版后记

调查显示，有70%左右的职业人士不同程度地感到"精疲力竭"，表现为对工作缺乏兴趣，总是不在状态，身心俱疲，而成就斐然者的症状往往尤为明显。很多人选择通过休假来调整，实际上是治标不治本，因为"精疲力竭"是一种心理病，唯有深入了解其心理机制才能彻底解决问题。

本书作为美国《财富》杂志推荐的75本商业必读书之一，早已在欧美职场上获得了广泛认可。作者是著名的心理咨询师，帮助大量的企业管理者、律师，甚至是演艺界明星摆脱了"精疲力竭症"的困扰，其中典型的案例皆汇集于本书，给读者以参考。

"精疲力竭症"的成因很多，童年阴影、缺乏自信、过度自尊乃至社会文化都是潜在的病根。这些病根就像是一个又一个的定时炸弹，在一个人职业生涯的某个时刻引爆，让人开始焦虑、自我设限、故意做破坏，甚至是通过伤害自己来报复身边的亲人。一旦发现自己在工作中开始失控，你要明白你可能是掉进了某个心理陷阱，你需要知道一些自救的常识。

本书作者旁征博引，不仅结合最新的心理学研究结论，还从东西方哲学乃至社会思潮的演变历程的角度，全方位地剖析"精疲力竭症"，并给出了许多自我驱动的方法。作者雄辩地证明，心理危机到来时，是危险，也是机会，幸福始终把握在自己手中，只需打开心扉，跟随书中的指引，冷静地找到问题所在，就能够化危为机，拯救自己的职业和生活。

此外，我公司近期出版的《深度工作》《终身成长：重新定义成功的思维模式》《精准努力：如何用金融思维在职场快速超车》等职场类好书，也期待您的关注。

服务热线：133-6631-2326　188-1142-1266

读者信箱：reader@hinabook.com

后浪出版公司

2018 年 6 月

图书在版编目（CIP）数据

自我驱动心理学 /（美）史蒂文·贝格拉斯著；左
倩译 . -- 南昌：江西人民出版社，2018.9
ISBN 978-7-210-10421-6

Ⅰ . ①自… Ⅱ . ①史… ②左… Ⅲ . ①医学心理学
Ⅳ . ① R395.1

中国版本图书馆 CIP 数据核字 (2018) 第 104470 号

RECLAIMING THE FIRE by Steven Berglas
This translation published by arrangement with Random House,a division of Penguin Random
house LLC
All rights reserved.
Simplified Chinese edition Copyright © 2018 Ginkgo（Beijing）Book Co.,Ltd.

本书中文简体版权归属于银杏树下（北京）图书有限责任公司。
版权登记号：14-2018-0112

自我驱动心理学

著者：［美］史蒂文·贝格拉斯　译者：左倩
责任编辑：冯雪松　特约编辑：高龙柱　筹划出版：银杏树下
出版统筹：吴兴元　营销推广：ONEBOOK　装帧制造：墨白空间
出版发行：江西人民出版社　印刷：北京天宇万达印刷有限公司
889 毫米 × 1194 毫米　1/32　9.25 印张　字数 160 千字
2018 年 9 月第 1 版　2018 年 9 月第 1 次印刷
ISBN 978-7-210-10421-6
定价：42.00 元
赣版权登字 -01-2018-382